明明白白带你美：
高阶美人儿修炼秘诀

李明哲　编著

上海科学技术出版社

内 容 提 要

"美"是一个永恒的话题，对女性朋友来说，健康、美丽、自信更是一生的追求。健康与美丽息息相关，要想更美丽，首先需要更多的健康。

本书是一本有关女性健康与美丽的中医科普图书。面部保养、头发护理、身材保持、月经调理、体质调养……你想了解的关于女性美丽与健康的话题这里都有，运用中医学的整体调治理论帮助女性重新认识美丽，用简单易学的自我按摩等保健方法教会女性朋友有病辅治、无病预防。不仅如此，本书还会带领大家一起"DIY"中草药养颜护肤品，增添趣味的同时呵护自我、愉悦身心。

图书在版编目（ＣＩＰ）数据

明明白白带你美 ： 高阶美人儿修炼秘诀 / 李明哲编著. -- 上海 ： 上海科学技术出版社，2023.1
ISBN 978-7-5478-6050-2

Ⅰ．①明… Ⅱ．①李… Ⅲ．①女性－保健－基本知识②女性－美容－基本知识 Ⅳ．①R173②TS974.1

中国版本图书馆CIP数据核字(2022)第254720号

明明白白带你美:高阶美人儿修炼秘诀
李明哲/编著

上海世纪出版(集团)有限公司 出版、发行
上海 科 学 技 术 出 版 社
（上海市闵行区号景路 159 弄 A 座 9F - 10F）
邮政编码 201101　　www.sstp.cn
上海光扬印务有限公司印刷
开本 787×1092　1/16　印张 12.5
字数：210 千字
2023 年 1 月第 1 版　2023 年 1 月第 1 次印刷
ISBN 978 - 7 - 5478 - 6050 - 2/R・2691
定价：48.00 元

前言　美丽是一种态度

美是一个永恒的话题，每个年纪都有自己独特的美。女人不必追求不适合自己年纪的美，但可以始终保持一颗爱美的心。

现代女性真的不容易，社会对女性不够"友好"。职场中没有性别之分，但女性升职加薪的机会往往比男性少很多很多，理由就是"反正你要生孩子""反正你以家庭为主""反正你一个女的也做不了什么大事"。而那些成功的女性很多都经历过很多苦难与艰辛，只有很少的女性可以轻轻松松就变得很成功。

请好好想一想你每天、每周、每月、每年花在自己身上的时间有多少？是不是不知从什么时候起，你逐渐迷失自我，为家庭、为孩子累得直不起腰，身材不再纤细，容貌不再迷人，你也变得非常自卑，只为他人而活！但是你首先是你自己，你有自己的灵魂，有你自己的魅力，你始终是独一无二的存在！

健康与美丽息息相关，要想更美丽，首先需要更多的健康。但是影响女性健康的疾病实在有太多，女性本来就比男性更容易生病，也更脆弱。最烦不过"大姨妈"，怀孕是个麻烦事，"早更"也有点可怕，手脚冰凉、脱发、乳腺增生、宫颈疾病……多到数也数不清。所以看中医的其实80％都是女性，问题都太多，没有哪个西医的科室可以一下子看这么多问题，只有找中医一起调理一下了。

作为一名有十几年临床经验的中医医生，我始终把自己的每一个患者当成朋友，听他们的倾诉，了解他们的工作和生活状态，及时地给予他们治疗和生活方式的建议。我觉得我很幸运，现在很多好朋友都是这样认识的，他们觉得身体不适时随时都可以找到一个人了解情况，不耽误病情，也吃吃定心丸；而我感恩他们当我是朋友，会关心我，会给我介绍更多的患者，让我在头发还没有白的时候，已经可以做到"一号难求"，大家为了看我的门诊，有时需要排队几小时。所以我把我的临床经验、我治疗过的病例在这本书中和大家分享，围绕各种女性疾病展开，把大家关心的、担心的点都放在书里讲述，尤其是这些疾病的养生保健方法，让大家遇到健康问题时几乎都可以在书里找到答案。当然，我所使用的文字都是大家能看懂的，不会是《黄帝内经》里那样深奥难懂的古文，也不会是西医检查报告的术语堆砌，希望大家看完之后都可以做自己的"保健医生"，变成会养生、会生活的健康达人！

我可能是最会做手作的女医生，热爱生活，满满的"文艺细胞"，可惜小时候家里没有条件，并没有掌握一门乐器或者可以翩翩起舞，就利用空余时间学了西点烘焙，还有化妆美容，这样就可以自己做养生西点，还有各种各样的养肤、护肤品。

我的手作养肤、护肤品是我引以为傲的，我有一款特别好用的中草药手作——紫草膏，现在已更名叫"紫云膏"。做紫云膏的初衷是我特别喜欢古法药膏、香膏类，做中医药科普推广活动十几年，我发现大家其实都喜欢互动性强的科普活动，所以我在推广中医药和传统文化的时候，就不断地开发互动类的活动。慢慢地，我发现天然、温和、无刺激的手作大家都很喜欢，而很多人皮肤过敏、皮炎湿疹，没有合适的药膏可以用，那些效果好的、含激素的药膏用得时间长了，皮肤就会变得像树皮一样粗。如果能够亲自做一款适合自己的护肤品，真的可以很大程度减少这种情况发生，所以我就推出了"家庭古法手作紫草膏"的中医药特色活动，受到了很多人的喜爱，大家全程参与，也看到了整个安全、无添加的制作过程，还能够把制作好的紫草膏带回家，一盒能用很久，特别有意义。短短几个月，我就收到了 1000 多条使用好评反馈，让我对手作护肤品更加有信心，所以也就花了更多的精力去开发新的手作养肤、护肤品，现在我已经可以做几十种了！大家看到这里是不是很心动呢？没问题，本书里李医生也会教大家一起动手制作各种手作护肤品，快来跟着书里的内容一起学习吧，也许以后你再也不用花大价钱买大牌护肤品了，自己全部都可以做了呢！

请和我一起了解疾病和亚健康，会生活、会养生、会护肤、会手作，让自己越来越美，过上健康又有趣的人生。

李明哲

目　录

写在前面

气血调和,自然而美丽 —————————— 1
外在美丽与内在健康 —————————— 3

秘诀一　把美颜"焊"在脸上

1. 肤色暗沉要综合调理 —————————— 6
2. 脸色蜡黄真愁人 —————————— 9
3. 皮肤惨白可能是贫血 —————————— 12
4. "三十加"的年纪色斑越长越多 —————————— 15
5. 严重缺水的"沙漠干皮"这样呵护 —————————— 18
6. 这样应对"大油皮" —————————— 21
7. 正确认识眼周脂肪粒 —————————— 24
8. 眼皮上的"小眼睛" —————————— 27
9. 精心护理"敏感肌" —————————— 30
10. 冬季护肤有妙招 —————————— 33
11. 四季都应该认真防晒 —————————— 36
12. 恼人的荨麻疹 —————————— 38

秘诀二　战"痘"美少女

1. 顽固的痘痘 —————————— 42

2. 青春期的信号——青春痘 45

3. 35 岁长痘痘,成因有很多 48

4. "大姨妈"前后总爆痘 51

5. "水土不服"也长痘 54

秘诀三 从"头"营造氛围感

1. 你的脱发是几级 58

2. 对抗压力性脱发 61

3. 秋风扫"落发" 64

4. 令全家苦恼的遗传性脱发 67

5. 频繁烫染,脱发严重 71

6. 发际线后移,"美人尖"没了 74

7. 产后脱发 77

8. 老来得子,孩子更容易脱发 80

9. 从《黄帝内经》谈白发 83

10. 头发挺多,就是白了 86

11. 压力抑郁白了发 89

12. 生完孩子白了发 92

13. 生来就白的头发 94

14. 全头都白的老年性白发 97

秘诀四 身材匀称"小甜心"

1. 只是肚子胖 102

2. 脸部肥胖很"吃亏" 105

3. 脾虚湿气重,很虚胖 108

4. 年纪越大越易发胖 111

5. 食欲旺盛吃太多 114

秘诀五 好好照顾"大姨妈"

1. 二十几岁就月经不调 118

2. 35 岁月经总是拖拖拉拉 —————————— 121

3. 40 岁出现卵巢早衰症状 —————————— 124

4. 45 岁便绝经 ——————————————— 127

5. 工作压力影响月经 ——————————— 131

6. 减肥把月经减没了 ——————————— 135

秘诀六 不做"冰"美人

1. 女人很容易手脚冰凉 ————————— 140

2. 手脚冰凉还有内热 ——————————— 143

3. 虚寒体质不易孕 ——————————— 146

4. 下身凉上身热，还容易爆痘 ——————— 149

秘诀七 手作DIY，天然添趣添美丽

手作前你需要知道的 ——————————— 154

中草药的护肤作用 ——————————— 158

1. 超滋润的护手霜 ——————————— 163

2. 滋润可"食"的润唇膏 ————————— 165

3. 夏季薄荷驱蚊膏 ——————————— 167

4. 家庭常备紫草膏 ——————————— 170

5. 金盏花保湿爽肤水 ——————————— 173

6. 控油的晒后修复爽肤水 ————————— 176

7. 人参积雪草保湿面霜 ————————— 179

8. 人参水润乳液 ——————————— 181

9. 滋润显白的中草药口红 ————————— 183

10. 温和不刺激的手工皂 ————————— 185

11. 清幽淡雅的中药香膏 ————————— 188

12. 中草药养护洗发水 ————————— 190

写在前面

 气血调和，自然而美丽

气血和女性的健康息息相关，无论是气血不足还是气滞血瘀等病理变化，都会影响女性的月经、白带、怀孕、生产、哺乳等。特别是现在很多女性出现卵巢早衰、HPV 感染、严重头晕、容易疲劳等，与气血的关系非常密切。其实气与血是人体内的两大基本物质，在人体生命活动中占有很重要的地位。气对人体有推动调控作用、温暖作用、防御作用、固摄作用及中介作用；血对人体有濡养、化神作用等。

气

气是人体内活力很强、运行不息的极精微物质，是构成人体和维持人体生命活动的基本物质之一。气运行不息，推动和调控着人体内的新陈代谢，维系着人体的生命进程。气的运动停止，则意味着生命的终止。

中医学中气的概念，源于古人对人体生命现象的观察。古人通过对人体自身某些显而易见且至关重要的生命现象，如呼吸时气的出入、活动时随汗而出的蒸蒸热气等的观察，并对人体之气的来源、功能、运动规律和形式以及与脏腑的关系有了较系统的认识，建立了中医学的气学理论。中医学的气是客观存在于人体中的具体的气，是在体内不断升降出入运动的精微物质，既是构成人体的基本物质，又对生命活动起着推动和调控作用。

精是构成人体的最基本物质，也是维持人体生命活动的基本物质。《灵枢·经脉篇》说："人始生，先成精。"气是由精化生的极细微物质，《素问·阴阳应象大论》说："精化为气。"精为脏腑功能活动的物质基础，气是推动和调控脏

1

腑生理活动的动力。因此,《黄帝内经》中多次提到精与气的转化关系,其对精与气的区分较先秦哲学中的概念更为明确。

血

血是循行于脉中而富有营养的红色液态物质,是构成人体和维持人体生命活动的基本物质之一。

脉是血液运行的管道,血液在脉中循行于全身,所以又将脉称为"血府"。脉起着约束血液运行的作用,血液循脉运行周身,内至脏腑,外达肢节,周而复始。若因某种原因,血液在脉中运行迟缓涩滞,停积不行则成瘀血。若因创伤等原因,血液不在脉中运行而逸出脉外,则形成出血,称为"离经之血"。离经之血若不能及时排出或消散,则变为瘀血。离经之血及瘀血均失去了血液的正常生理功能。

血循脉而流于全身,发挥营养和滋润作用,为脏腑、经络、形体、官窍的生理活动提供营养物质,是人体生命活动的根本保证。人体任何部位缺少血液的供养,都能影响其正常生理活动,造成生理功能的紊乱以及组织结构的损伤,严重的缺血还能危及生命。

气与血的关系

《素问·调经论》说:"人之所有者,血与气耳。"《景岳全书·血证》又说:"人有阴阳,即为血气。阳主气,故气全则神旺;阴主血,故血盛则形强。人生所赖,唯斯而已。"气与血都由人身之精所化,而相对言之,则气属阳,血属阴,具有互根互用的关系。气有推动、激发、固摄等作用,血有营养、滋润等作用。故《难经·二十二难》说:"气主呴之,血主濡之。"气是血液生成和运行的动力,血是气的化生基础和载体,因而有"气为血之帅,血为气之母"的说法。

气为血之帅,包含气能生血、气能行血、气能摄血三个方面。血能养气与血能载气,体现了血对于气的基础作用,故概括地称之为"血为气之母"。总之,血属阴,气属阳。气血阴阳之间协调平衡,生命活动得以正常进行。反之,"血气不和,百病乃变化而生"(《素问·调经论》)。因此,调整气血之间的关系,使其恢复协调平衡的状态是治疗疾病的常用法则之一。

所有由于气血问题导致的疾病,都应该通过调理气血来进行治疗,而女性的疾病更偏于与血的不足或失调相关,所以女子调理气血,重在调血。**当归、白芍、牡丹皮、益母草、阿胶**都是调血补血非常好的中药;调气时可用**黄芪、党参、人参、西洋参**等,泡一杯养生茶或者煮一碗养生药膳。穴位调理应重点选用**关元、气海、足三里、三阴交**等补养气血的穴位,进行自我穴位按摩或者艾灸。

外在美丽与内在健康

女人一生要一直经历外在容貌的变化。即使注意了孕产期的保健,即使没有遭受疾病折磨或精神创伤,形体和容貌也会渐渐地发生变化。尤其是家务缠身,承担着赡养老人、教育孩子的重担,同时又要在工作单位担任"主力军"的女性,慢慢地,额纹、眼角纹、颈纹、色素斑等都会无情地侵蚀她们的美丽。如果想要外在美丽持久,就需要了解外在美丽与内在健康的关系。

女性多气血虚弱

女性在一生中会经历四种阶段:月经,怀孕,生产及哺乳,都会出现气血虚弱。气血虚弱可能会使女性出现肥胖、衰老加快、脸色蜡黄、长色斑、月经紊乱以及痛经、少经等症状。除此之外,还有可能出现畏寒肢冷、头晕耳鸣、精神萎靡、疲倦无力等症状。

脸部皮肤与健康

脸色发灰:身体缺氧,肺部功能不好。

脸色发黄:肝、脾功能失调。

脸色苍白:可能贫血。

嘴角溃疡或嘴唇干裂:缺乏维生素B。

红色蒜头鼻子:可能是高血压,心脏和肝脏功能失调,或饮酒过度。

皱纹:如果额头的皱纹增加,说明肝脏的负担重。

黑眼圈:肾负担重或睡眠不好。

外在不美,内在也有疾病

女性患有很多疾病时,脸上也会不再美丽。例如出现失眠、焦虑、烦躁、抑郁、便秘、子宫肌瘤、乳腺增生、痛经(子宫腺肌病)、月经不调等疾病时,会很容易出现色斑、脸色暗沉、黑眼圈、皮肤干燥起皮等皮肤问题。所以,外在不美,内在一定是不健康的。

内在调养比外在化妆更有效

用再多再好的化妆品也没有内养调服好! 如果脏腑功能紊乱,气血不顺、精气不够、阴阳紊乱,肤色就容易暗沉,易出现色斑及皮肤水肿。食补是调养女性身体及肤色很好的方式,每个人的健康状况不同,调理的方法及运用的中药也不同,必须针对不同因素调理体质。

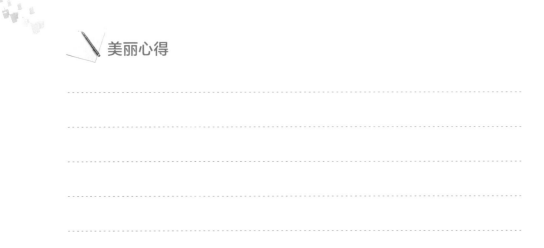

—— 明医建议 ——

女性应该避免劳累,多注意休息,不要熬夜以及受凉,应该保持心情的舒畅,并且吃优质蛋白和绿叶的蔬菜以及粗粮等;保持良好的生活习惯,多进行体育锻炼来增强体质,改善身体的内环境,从而改善气血亏虚的症状;口服缓解气血虚弱的中成药,如玉屏风散、补中益气丸、八珍颗粒、复方阿胶浆、驴胶补血冲剂、气血双补口服液等,对于女性患者气血虚弱都有较好的效果。

美丽心得

把美颜『焊』在脸上

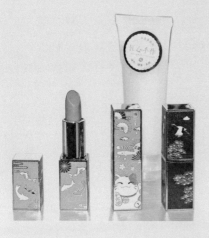
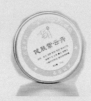

1. 肤色暗沉要综合调理

很多女性,尤其是35岁以后的女性面部肤色变得晦暗,使她们显得比实际年纪"老"很多。但是有一些女性特别重视保养,让她们看起来非常年轻。其实让皮肤有光泽并不需要昂贵的护肤品。我有一个患者是一位事业成功的女性,她每年都会找我针灸保健几次。有一年"三伏天",她又来针灸。一天下午,她针灸之后就去参加饭局,遇到一位两个月没见的朋友,朋友见她之后直夸她皮肤好,让她把使用的护肤品推荐一下。她想来想去,自己这几年一直用同一个品牌的化妆品,没有变呀!朋友一点也不相信,她晚上回去特意照了照镜子,发现皮肤确实比早上出门时好,而她今天唯一做的不同的事就是针灸。于是,下次来针灸前她特意照了镜子,拍了照片,针灸后也拍了照片,放在一起对比,发现针灸后她的皮肤特别光亮、水嫩,人显得更年轻了。她开心地告诉我,她发现了针灸的这一神奇的功效。

皮肤暗沉的常见原因

衰老 衰老会使皮肤细胞老化、坏死,这些老化、坏死的细胞长年累积在皮肤表面,就会引起脸色暗沉。

干燥 如果皮肤过于干燥,脸色也会变得愈加暗沉。

紫外线 皮肤在紫外线照射下,会出现黑黄色素,脸色也会在黑黄色素的影响下变得暗沉。

睡眠不足 晚上11点到凌晨3点是人体排毒的时期,如果这段时间没有很好地休息，毒素没有正常排出，就会使脸色暗沉。

吸烟 烟草中的毒素会使皮肤血液流通不顺，使脸色出现暗沉。

别让坏情绪使你变"老"

坏情绪可造成内分泌失调，引起气血运行不畅，从而导致女性的脸色无华，精神暗淡，严重者甚至会出现遍布全脸的色斑。所以，当工作和生活中压力过大时，一定要适当减压，否则在心情焦躁不安的情况下，皮肤会出现各种问题，脸色也变得暗淡无光，最终加剧女性的衰老。

高阶美人修炼法

运动变少，新陈代谢减慢，很容易造成肺热脾虚。肺主皮肤，脾主血液，脾肺功能失调使很多职业女性皮肤干燥、面无血色或萎黄不泽，看起来非常憔悴。自我穴位按摩可以促进面部血液循环和新陈代谢，能有效恢复肌肤的光彩，让你拥有一个会"发光"的肌肤。

- **头面穴位——阳白**（瞳孔直上，眉上 1 寸）、**太阳、迎香、四白** 按摩头面的这些穴位可以促进血液与淋巴循环，提神醒脑，美化肌肤，改善脸色无华、精神不振的状况，让气色恢复光彩。可用双手食指同时按揉双侧各穴，每穴按揉 3～5 分钟，早、晚各 1 次，以穴位局部酸胀为宜。

- **合谷** 位于手背，第 1、2 掌骨间，第 2 掌骨桡侧的中点处。可加速排毒，促进面部血液循环，让皮肤恢复弹力和水润，红润、自然健康有光泽。可用拇指按揉对侧合谷，每次 3～5 分钟，早、晚各 1 次，以穴位局部酸胀为宜。

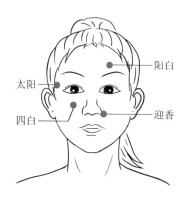

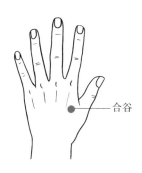

扫码看视频

- **太冲**　可以疏肝理气、舒缓压力,可改善面色的灰暗。可用双手食指同时按揉双侧太冲,每次 3～5 分钟,早、晚各 1 次,以穴位局部酸胀为宜。
- **太溪**　可以补肾益精血,改善面色暗沉的情况。可用双手食指同时按揉双侧太溪,每次 3～5 分钟,早、晚各 1 次,以穴位局部酸胀为宜。

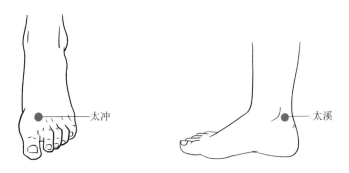

太冲　太溪

美丽心得

2. 脸色蜡黄真愁人

脸色黄的人气血多不足

面部发黄与气血不足是有很大关系的。气血不足即中医学中的气虚和血虚。气血不足会导致脏腑功能的减退,引起早衰。气虚即脏腑功能衰退,抗病能力差,表现为畏寒肢冷、自汗、头晕耳鸣、精神萎靡、疲倦无力、心悸气短、发育迟缓。血虚可见面色萎黄、皮肤干燥、毛发枯萎、指甲干裂、视物昏花、手足麻木、失眠多梦、健忘心悸、精神恍惚。所以,气血不足会导致面部发黄。如今人们的生活压力都比较大,很多女性还要承受家庭的压力,不仅吃不好,还经常失眠,这都导致身体及精神状态不佳,脸色憔悴且暗黄。

脸色发黄的原因

经常熬夜或失眠　有些女性在作息上缺乏规律，经常熬夜或夜生活过于丰富，经常半夜才睡觉，而有些女性则是难以入睡或易醒等。若睡眠质量不好，没有足够的睡眠时间，将导致肝胆无法获得充分休息，如果表现在脸上，可能会出现脸部皮肤粗糙、面色发黄、易出现黑斑等。

毒素在体内积累　人体有自我排毒的能力，但如果过度疲劳或紧张等，都有可能导致代谢功能失调或内分泌紊乱，无法将残余废物排出体外，在肠道内腐败并产生毒素，当毒素经过结肠被人体吸收，将污染体内环境，经血液循环后又进入人体各器官。

盲目节食减肥　现在有很多年轻女性，为了追求体型美而盲目进行减肥，为了减少脂肪的产生，她们选择只吃蔬菜和水果，而很少吃主食和肉类，长此以往，会导致营养失衡，当营养不良时，女性的脸色就会发黄，而且脸上也失去光泽。所以，女性减肥必须科学合理，并且要在保持营养均衡的前提下进行。

贫血及气血不足　有些女性天生气血不足，或者是消化及吸收能力较弱，所以经常面无血色、脸色发黄。特别是在冬天，血液运行减少，当血液无法及时运行至四肢时，则会手脚冰凉。这类女性必须要注意调节身体气血，增加气血总量，并加强护理肠胃，多吃一些补血、补气的食物，这样有利于恢复肠胃功能，使血液在体内通畅运行，令脸色恢复红润。

没做防晒　有些女性平时对皮肤疏于护理，特别是在夏天的时候，如果没有做好防晒工作，可能会使皮肤加速氧化，这样就会导致皮肤暗黄。女性一年四季都应该涂抹防晒霜或隔离霜，特别在夏季外出时要戴帽子并撑遮阳伞，这样有利于保护皮肤，并保持皮肤的白皙。

 ## 高阶美人修炼法

女性必须了解脸色发黄的原因，针对性地进行改善，平时多加注意保养，这样才有利于拥有美白皮肤，并令脸色恢复红润。

中医认为，血液是由人体的水谷精微化生而成，有滋润人体脏腑、形体、官窍的作用。所以当气血不足，肌肤失于濡养，就会出现面色发黄。这种情况在治疗上主要以益气养血为主。

- 可以选用归脾丸、八珍颗粒、益气养血口服液、气血双补丸、阿胶补血口服液等来治疗。另外,由于脾胃为气血生化之源,所以也可以服用一些<u>健脾的</u><u>食物</u>来调理,比如山药、大枣、薏米等。

- **按摩关元、气海、足三里** 可将两手掌对搓,搓热后,轻轻用掌根按摩关元和气海,可顺时针、逆时针交替,每次 5～10 分钟,以小腹微微发热为宜,也可用艾灸,每次艾灸 20 分钟;用食、中二指同时按摩两侧足三里,每次 3～5 分钟,以局部酸胀发热为宜。

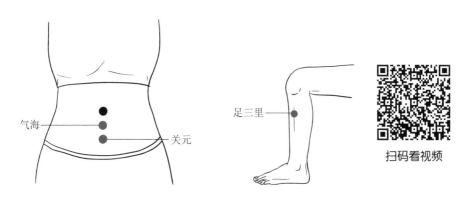

气海

关元

足三里

扫码看视频

明医建议

　　脸色蜡黄不仅会出现在年纪偏大、日渐衰老的女人中,更多地出现在忙碌、劳累、亚健康的女人中。希望各位女性朋友可以对自己好一点,及时进行自我保健,重回健康和美丽并没有那么难!

美丽心得

3. 皮肤惨白可能是贫血

明医小话

　　女性大多以白为美,所谓"一白遮百丑",可是李小姐却不这么认为,反而深受其苦。李小姐虽然肤色很白,可却是惨白的,没有一点血色,看上去也非常不健康,给人一种弱不禁风的感觉。她求职的时候很多单位因此没有录用她,就连男朋友的爸妈也觉得她身体不好,不同意他们交往。她只是脸色苍白,其实身上还是比较正常的颜色。她说她小时候的脸色就很难看,一直青青的,嘴唇一点血色都没有,天气冷的时候就更加严重,偶尔会有点头晕,没有力气。她看过很多次医生,都说她可能贫血,但每次检查的结果都显示贫血不是很严重,只是轻微的。平时她也不怎么生病,身体状况还算可以,不知道为什么总是脸色苍白,而且不知道有什么方法能改善。所以她求助于我,想了解中医有没有好的治疗方法,怎么调养才能拥有白里透红的肤色呢?

脸白也是病吗

　　"有诸内,必形于外"。体内发生的病变,必然会反映到体表,面色就是这种体表反映之一。健康人的脸色是白里透红,经常不出门在家里待着的人皮肤也白,而病态的白是苍白。苍白脸色是由于脸部毛细血管充盈不足引起的,中医认为这是体质差的表现。此外,如大出血、休克引起毛细血管强烈收缩,甲状腺功能减退、慢性肾炎、铅中毒等,均能引起脸色苍白。

女性面色苍白的原因

中医认为,面色苍白属于**虚证**和**寒证**。如面色较白、体型肥胖的人,中医称其体质为气虚或阳虚。所以很多女性尽管体胖,但体质较差,非常容易感冒。此外,出血性疾病、痔疮出血、月经过多等也会造成女性面色苍白;女性若气血严重不足甚至发生休克时,可因面部血液循环受阻,出现脸色发白。

 高阶美人修炼法

面部皮肤的颜色和人体气血的多少关系非常密切,面色苍白的虚寒之证可通过自我的穴位按摩来补益。人体有很多可以<u>益气生血</u>的穴位,按摩之后可以使气血源源不断地流入面部,让脸色白里透红,同时对面部的穴位进行按摩,促进气血运行的功效更是立竿见影。

● 血海　位于大腿内侧,髌底内侧端上 2 寸。具有很好的补血养血的功效,经常按摩可明显改善面色苍白的情况。可用双手食指同时按揉双侧血海,每次 3～5 分钟,早、晚各 1 次,以穴位局部酸胀为宜。

● 三阴交　按摩三阴交有调和气血、补肾养肝的作用。可用双手食指同时按揉双侧三阴交,每次 3～5 分钟,早、晚各 1 次,以穴位局部酸胀为宜。

● 足三里　有温中散寒、健运脾阳、补益气血的作用。可用双手食指同时按揉双侧足三里,每次 3～5 分钟,早、晚各 1 次,以穴位局部酸胀为宜。

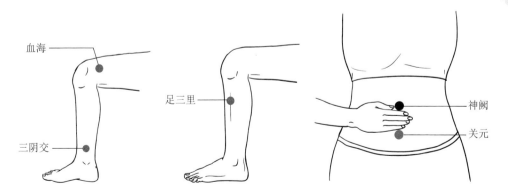

● 关元　按摩关元能提高脾胃化生气血的功能。可用食、中二指深压按揉关元穴,每次 3～5 分钟,早、晚各 1 次。

● **面部** 可从颊车(下颌角前上方,耳下大约一横指处)向上按揉直至太阳穴,按揉一遍为一回,每次按揉20回,早、中、晚各1次。

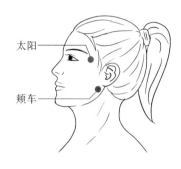

太阳

颊车

 美丽心得

4. "三十加"的年纪色斑越长越多

35岁感觉就像一道坎,35岁之前,还可以靠神奇的化妆术,遮挡一下脸上的斑或者细纹,35岁之后,感觉已经完全不需要再遮挡了,因为实在太多了,挡也挡不住了。气色不好的时候,完全可以透过几层粉底、BB霜以及散粉直接看到你乌黑的眼圈!再水润的大牌护肤品用着全套,脸上依然是干干巴巴。皮肤越干,脸上就越容易长斑,再加上一连熬了几个夜,脸上的斑肉眼可见地从点连成线,甚至有向一个面发展的趋势。

三十几岁其实是一个分水岭,以后你的皮肤是什么状态,就取决于你三十几岁的时候皮肤是什么状态,如果可以长期保持皮肤水润有光泽、没有色斑的话,你的容貌就有可能长期保持这个样子;相反地,如果三十几岁的时候,你的斑在疯长,真的非常容易在四十几岁时斑点长满了整张脸!是不是想想就瑟瑟发抖呢?而且斑长起来的速度很快,从小斑点到很大一片,可能仅仅需要几个月,而且一旦斑长出来了,再想祛斑可是非常不容易的。当你发现脸上突然出现一大块斑的时候,你就简单地想两个问题——你最近熬了多少夜?你最近压力大吗?

熬夜就会长斑吗

是不是很久之前就流行一个说法:11点之前一定要睡觉,不然肝脏没办法排毒,毒素就会堆积在你脸上变成斑!是的!熬夜容易长斑,熬夜长出的斑属于色素斑。经常熬夜会导致人体内分泌失调,使体内的黑色素不能及时排出体

15

外,同时,人体代谢速度变慢,自然会导致脸上沉积黑色素,从而出现色素斑。

色斑的种类有点多

皮肤色斑是由于黑色素细胞分泌黑色素颗粒过多,或皮肤黑色素颗粒分布不均匀,导致局部出现比正常肤色深的斑点、斑片。包括雀斑、黑斑、黄褐斑、晒斑和老年斑等,属色素障碍性皮肤病。

黄褐斑 以中年妇女居多,尤其更年期后,双颊、额、眼圈、鼻翼、双唇、下巴周围等,均为皮肤露光部位,尤其是双颊,会形成左右对称、外观大小不等、形状也不规则的色斑,色斑多为淡褐色或深褐色,有的跨过鼻梁,好似蝴蝶一般,所以又有人称之为"蝴蝶斑"。

老年斑 医学上又被称为脂溢性角化,是指在老年人皮肤上出现的一种脂褐质色素斑块,属于一种良性表皮增生性肿瘤,一般多出现在面部、额头、背部、颈部、胸前等,有时候也可能出现在上肢等部位。

晒斑 晒太阳过度,肌肤底层中色素增加,在皮肤表面渐渐积聚而成。大部分为面状或块状,颜色为黄褐色或褐色。此种晒斑在治疗上较简单,常做营养保湿敷面,就会慢慢恢复,避免在阳光下曝晒。多吃含维生素 C 的蔬菜、水果,并多喝水加强代谢,使色素淡化。

黑斑 多为长期使用劣质的、刺激性的,含汞、砷之类毒素的药霜所引起,或 A 酸、果酸(不良换肤)或槟榔叶,腮红、粉底、粉饼为最多,近年来患者逐渐增多。发生的部位在前额、颧骨、耳后、腮部、颈部,色泽为淡褐色,会渐渐变为深褐色。

睡好才是"王道"

脸上色斑比较多时首先要排除诱因,平常注意休息,不要熬夜,要有充足的睡眠,才能缓解病情。对于斑块初发情况,要积极治疗,可以通过中医手段调节自身内分泌功能,熬夜只是一种内分泌功能紊乱的诱因,引起皮肤细胞组织衰老。平常使用祛斑类的护肤品,同时保持皮肤湿润,如果较严重的话,还可以进行激光手术治疗,现在各级医院的皮肤科都有美容祛斑的项目,都可以进行祛斑。

首先需要按摩面部长斑的地方,产生色斑的地方往往血液循环不好,通过局部色斑处的按摩就可以<u>疏通面部经络、行气活血</u>,从而淡化色斑。按摩时力度应适中,每次5～10分钟,早、晚各1次,以色斑局部微微发红为宜。

　　• **三阴交、阴陵泉、地机、足三里、太冲**　三阴交、阴陵泉、地机可以疏通经络、调理气血,通过促进新陈代谢淡化色斑;足三里可调节脾胃功能,使气血上荣于面;太冲可以疏肝理气,改善各种面部色斑的情况。可用双手食指同时按揉双侧各穴,每穴3～5分钟,早、晚各1次,以穴位局部酸胀为宜。

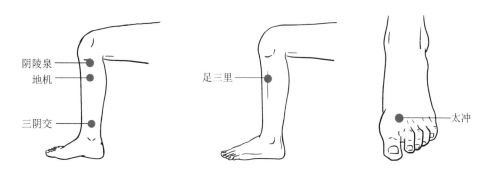

—— 明医建议 ——

　　对同时患有各种妇科疾病的女性来说,按摩关元和气海可以补益全身气血,使气血充足,可以上达头面,同时可以治疗妇科病。可用食、中二指指腹按揉各穴,力度应适中,每次3分钟,早、晚各1次。

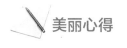 **美丽心得**

5. 严重缺水的"沙漠干皮"这样呵护

明医小话

王小姐是沙漠干皮，平时只是觉得皮肤挺干的，尤其是化妆的时候不容易上妆，化好之后也很容易脱妆，所以她每次化妆的时候，都挺尴尬的。要么频繁地补水、补粉，要么就不化了，免得随便一蹭，鼻子上的粉就没了一块，那看上去多尴尬呀！她最难熬的就是冬天，每年到了 11 月底，她的手就开始干裂，她经常涂厚厚的护手霜，可该裂还是裂。为此，她都不敢干活，因为干活就要经常洗手，洗手的时候她的伤口就会疼得受不了！脸上皮肤也干，但是没有手上那么明显，经常乳、霜、水、精华多涂几遍，护肤品也是买得贵一点、再贵一点……

"沙漠干皮"可不是普通干皮

"沙漠干皮"和普通干皮不是一回事，普通干皮相对于"沙漠干皮"来说，缺水程度要轻一些。"沙漠干皮"就好比干旱了几个世纪的撒哈拉一样，是普通干皮不治疗的最终归宿。普通干皮通过及时地补水、保湿能得到缓解，而"沙漠干皮"的护理需要长时间坚持补水，可将水、乳、霜结合，持续滋养，"沙漠干皮"也有可能转化为中性健康肌肤。

干皮的缺点

年轻时容易长雀斑，日晒后易长晒斑，年长后容易长黄褐斑；容易长皱纹，尤其是眼部周围、嘴角等重点部分，鱼尾纹和法令纹会比较容易产生；受到外界环境的刺激,如风吹日晒等,皮肤会出现潮红,甚至出现损伤。

干皮形成原因

干皮的成因有三:天生的干皮肤质;皮脂分泌不足;角质层结构受损。

皮脂腺多了会毛孔粗大引起长痘,少了容易导致干燥、老化、脱皮。皮脂腺一般在 10 岁以前分泌力较弱,16～35 岁分泌最为旺盛,老年期逐渐减弱。它主要分泌油脂,会与汗腺分泌的汗水在皮肤表面低温乳化形成一道弱酸性的保护膜,皮肤是否健康就要看这层皮脂膜是否完整且是否有损伤。它能够帮助皮肤变光滑、光泽、柔润,还可以防止水分蒸发。

角质层是皮肤的第一道防线,如果含水量低于 15％,皮肤就会干燥;低于 10％,皮肤就会脱屑;如果低于 5％,皮肤就会皲裂,就像干旱的沙漠一样,就真的成了"沙漠干皮"。若不及时补充水分,皮肤会越来越薄、越来越干。

干皮的种类

干性皮肤是指因皮脂腺分泌的减少和皮肤屏障损伤而造成皮肤角质层水分低于 10％的肤质。其表面肤质较轻薄,皮肤上很少长粉刺和暗疮,毛孔不明显。干性皮肤分为缺水和缺油两种情况。

缺水性干皮 这种干皮大多数是因为护理不当或其他原因造成肌肤严重缺乏水分,肌肤内部的水分与皮脂之间失去了平衡,导致皮脂腺分泌增加,形成"外油内干"的现状。对于缺水性的干皮来说,切记不要被出油假象迷惑,开启过度控油模式。

缺油性干皮 这类干皮肌肤的主要问题是皮脂腺油脂分泌较少,导致肌肤失去原有的锁水能力,进一步导致皮肤干燥、暗沉、敏感甚至脱皮。有这个特性的肌肤就不能和缺水性干皮一样,仅单纯地考虑补水,也要考虑补充油脂。如果没有油脂去平衡的话,补再多的水都容易出现"越补越干"的恶性循环。

高阶美人修炼法

● **沙漠干皮日常护肤** 应将精华液用于乳液之前,先让肌肤吸收更多的水油,再用面霜类的锁住。虽然不像油皮、痘肌那么难熬,但因为自身的特性导致

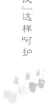

19

对光的抵抗力非常薄弱,建议随时随地做好防晒。虽然是"沙漠干皮",但也不建议频繁依赖敷面膜的方式解决肌肤的缺水问题,过度使用面膜并不好。

晨间护肤流程:洁面-爽肤水-精华液-眼霜-乳液-面霜-防晒。

夜间护肤流程:卸妆-洁面-爽肤水-精华液-眼霜-乳液-面霜(可加入玻尿酸),且敷面膜前可以用一些爽肤水。

- **"沙漠干皮"养护重点**

➢ **保护及修复肌肤屏障**　肌肤屏障受损就会导致一系列的问题,"沙漠干皮"也难以幸免。建议日常使用一些含有维生素 B_5、透明质酸钠、海藻糖、甘草酸二钾等成分的产品。

➢ **多喝水**　对于"沙漠干皮"的女性,每天应该喝 2 升左右的水,这样做对身体和肌肤的代谢都有很好的帮助作用。因为如果身体严重缺水的话,外用再多的补水产品都是远不能解决问题的。内在喝水、补水,外在养肤、补水、保湿才能真正解决"沙漠干皮"的问题。

➢ **锁水**　"沙漠干皮"因为缺水和屏障受损,比较容易产生肌肤敏感,对于偏敏感的干性皮肤可以选择植物性的锁水成分,例如荷荷巴油,虽然锁水能力比矿物油、凡士林等差一点,但是却很温和。

✎ **美丽心得**

6. 这样应对"大油皮"

28岁的袁小姐皮肤特别油,油到无论什么时候你看到她,她满脸都是油光发亮的,感觉像好几天没洗脸。事实上,她恨不得一天洗八次。但无论再怎么洗,过了多久又是满脸的油光。护肤品她换了好多种,始终就没有一个可以帮助她控油的,各种传说中的控油神器在她的脸上简直不值一提。她还有一个苦恼的点,就是她不只是脸上油,还特别容易长痘,虽然不是满脸都是痘那么严重,但是似乎这个痘也从来没有停止过,无论何时,她的脸上都有两三颗痘,多的时候可以达到十几颗。她从来没见过比她脸还油的人。她到底应该怎么办,才能拯救这个"绝世油皮"啊!

怎样算是油性皮肤

油性皮肤的特点是油脂分泌旺盛,额头、鼻翼有油光,毛孔粗大、有黑头,皮质厚硬不光滑、外观暗黄,皮肤偏碱性,弹性较佳,不易衰老,皮肤易吸收紫外线。油性皮肤的显著特征是:皮脂分泌旺盛,多数人肤色偏深,毛孔粗大、皮肤油腻光亮,甚至出现橘皮样。

油性皮肤的 pH 在 5.6～6.6,很容易黏附灰尘和污物,引起皮肤感染与痤疮等。常见于青春发育期的年轻人,可分为普通油性和超油性两种。这类皮肤对物理性、化学性及光线等刺激的耐受性强,不容易产生过敏反应。出油较多的是油光轻型;出油较多并且毛孔粗大的是油光重型;具有白头和黑头粉刺的是痤疮轻型;有严重痤疮的就是痤疮重型。

油性皮肤成因

油性皮肤主要跟皮脂腺分泌旺盛有关系,影响皮脂腺分泌的因素主要有遗传因素、性别、年龄、激素水平等。皮脂分泌量会随着皮温上升逐渐增多,经常处于潮湿环境当中也会影响皮脂在皮肤上的扩散而导致皮肤油腻。摄入过多的糖和淀粉类食物会导致皮脂产量显著增加,雄激素可以引起皮脂腺增大使皮脂分泌增加,从而引起油性皮肤。不良的生活习惯、饮食习惯和环境也会造成油性皮肤,比如现在的年轻人越来越喜欢熬夜,熬夜过多就会打乱生物钟,使皮肤在不该分泌油脂的状态下持续分泌油脂;再比如很多年轻人吃东西越来越重口味,重口味并不好,过咸、过油、过甜、过辣的食物往往促进皮脂腺分泌油脂,造成皮脂分泌过度,也会出现油性皮肤。

 高阶美人修炼法

油性皮肤皮脂腺分泌旺盛,对日晒、寒冷和风等刺激有一定的抵抗力,但容易生粉刺或化脓性皮肤病。因此,要勤洗脸、勤洗澡,防止灰尘堵塞皮脂腺孔。为减少刺激,最好选用中性肥皂,使用温水洗脸、洗澡,同时少吃或不吃辣椒等刺激性食物。此外,要注意作息规律,尽量不熬夜。

● **面部针灸去油** 在两侧脸颊、法令纹、下巴、眼周用 0.25 的针灸针针刺,每次留针 60 分钟。3 次之后,油感有所减轻,6 次之后,油感明显减轻,10 次之后,几乎一整天都没有油感了。

● **注意碱性食物摄入** 在饮食上要减少动物脂肪、肉类及甜食摄入。这些酸性食物在体内经氧化分解后,会使体液和血液中乳酸、尿酸含量增高,使皮肤变得粗糙、油腻。为了中和体内多余的酸性物质,应多吃些碱性食物,如新鲜的瓜、果、蔬菜,以改善皮肤的供养,使肌肤光滑润泽。

● **晚间修护** 油性皮肤的人更需要在晚间运用正确的方法对出油、缺水的肌肤状况进行调整。另外,油性皮肤通常毛孔粗大,若不尽早重视皮肤的紧致保养,随着年龄的增加,毛孔会呈现水滴形状。其实,健康的睡眠加上质地清爽的晚霜对油性的肤质都没有问题。为了保证清爽,油性肌肤的女性会选择晚间只使用精华素就睡觉。其实晚间肌肤吸收养分的速度快,而水分流失也会加快,皮肤油脂分泌更明显。精华素中往往不含肌肤的保护膜,就好像蒸米饭没有盖锅盖一样。尽量使用晚霜,可以选择不含矿物油的晚霜,避开特别油的"T区",用正确的按摩手法按摩,令晚霜充分吸收,就没有一层油浮在脸上的感觉了!

- **日间保养** 日间保养侧重于"保湿",可以选亲水性的乳液。年龄在30岁以上的女士,即使是油性皮肤,也要注意营养的补充,因为油性皮肤仅仅是"油脂"的分泌比较多,但不表示不需要除了油脂以外其他的营养成分。此外,控油一定要适度。如果过多或过于频繁地控油,而让肌肤发红、脱皮,则一定要停止这些动作并且就医,因为再这样下去,皮肤只会越来越外油内干,得不偿失。

- **温和洗净毛孔** 不要过度洗脸。早、晚各洗脸一次就够了,但要选用温和的、保湿性好、清洁力强的洁面产品。不要选用碱性太强的洁面产品,也不必过于控油,那会加剧皮肤的缺水状况。如果不再油光满面,就不必抱定自己是"油性皮肤"的观点,使用混合性皮肤的洁面产品会更合适。还要注意洁面"技巧",使用温水洗脸,可利于溶解油垢;还要从"T区"开始洗,然后再洗脸颊,因为一般人的"T区"肌肤都更油、更厚些,也更容易产生黑头和青春痘,要清洁到位。

美丽心得

7. 正确认识眼周脂肪粒

明医小话

　　眼睛周围为什么会长脂肪粒？芳芳不知道什么时候起眼睛周围长了一个小疙瘩，同事和朋友们都说这是脂肪粒。她很纳闷，自己平时一直都减肥，连饭都吃得很少，肉也吃得很少，肥肉更不吃，为什么会长脂肪粒呢？谁知道几个星期之后，竟然在上一颗的旁边又长出来一颗，她吓坏了，就怕会越长越多，那样不就"毁容"了吗！小姑娘本来就要漂亮的，平时无论长了什么，粉底涂得厚一点总归会遮住的，可是这个脂肪粒却是突出来的，个头也不小，这就导致怎么上妆也遮不住了！多好看的一张脸，现在真的丑死了！这到底是怎么回事啊？

什么是眼周脂肪粒

　　脂肪粒学名粟丘疹，或白色痤疮，眼睛周围是脂肪粒常发生的部位，是起源于表皮或附属器上皮的潴留性囊肿。眼周出现脂肪粒的原因，主要是该部位的皮脂腺形成一定的分泌反应，而这种分泌主要是在一定的诱发条件下产生，比如有的人由于过度疲劳，或者是经常熬夜，或者是经常吃一些油腻食品、甜食等，造成局部的皮脂腺功能活跃，油脂分泌过多，而这些皮脂腺产生的皮脂，如果没有全部排出皮脂腺导管之外，就有可能在皮脂腺导管内聚集，聚集的程度较高时，会堵塞毛孔，就可能形成脂肪粒样的外观。

眼周脂肪粒诱发原因

可能与日光照射、外伤(如擦伤、搔抓)或炎症性皮疹(如某些皮肤病)有关。有些患者有遗传因素,皮肤损害呈乳白色或黄白色,针头到米粒大坚实的丘疹,直径 1~2 mm,顶尖圆形,孤立散在,常多发。损害增大的时候呈暗黄色,个别损害可有钙盐沉积,硬如软骨。常发生于眼睑周围、面部、额部、外耳,在成人也可发生于生殖器。一般无自觉症状,发展缓慢,可持续数年,最后自然脱落,无瘢痕形成。

眼周脂肪粒与不良习惯

◇ 经常或者长期食用过多油腻性食物,会使皮肤中的分泌物变得较稠,不利于日常的新陈代谢,分泌物堆积在皮肤内时间久了以后,就会形成脂肪粒。

◇ 由于眼霜使用量过大或错误的涂抹方式,引起皮肤营养过剩,导致眼睛周围肌肤不能吸收营养,出现长脂肪粒的现象。

◇ 机体内分泌失调。面部油脂分泌过多,但面部又没有得到及时地清理,导致油脂堆积在面部,堵塞毛孔,多余的脂肪长时间无法排出,就会在面部形成突起的脂肪粒。

高阶美人修炼法

平时应注意面部的清洁,多洗脸,保持毛孔通畅,不要用过于油腻的护肤品。如果出现这种现象,一般不严重的可以暂时不处理,如果比较明显,可以暂时外涂维 A 酸乳膏等进行治疗。如果为了美容需要,积极要求治疗,可由医生用 75% 的酒精局部消毒以后,用消毒的针头或小刀挑破粟丘疹表面的皮肤,再挑出白色颗粒;比较大的脂肪粒也可以到医院做激光去除。

● **脂肪粒周围按摩** 可每天早、晚在脂肪粒周围进行按摩,每次按摩 5~10 分钟,以局部微微发红、发热为宜。

● **面部刮痧** 可沿着面部做全脸的刮痧,刮痧的方向应由下向上,每次 5~10 分钟,以全脸微微发红、发热、有轻微的升提感为宜。

很多人护肤品的使用方法不当,导致出现脂肪粒。日常护肤应以适度为宜,千万不可过量,只需一层精华、一层保湿、一层乳液、一层眼霜。在皮肤"呼吸"不畅的情况下,就会堵着毛孔,形成脂肪粒。所以,不要过量滋养皮肤,多注意补水和保湿其实对皮肤才是最好的。

美丽心得

8. 眼皮上的"小眼睛"

明医小话

　　安女士今年39岁,五年多前发现左侧眼角上长出了脂肪块,当时并没有在意,后来发现的时候已经长得挺大了,而且不只左边,右侧眼角也长出来,只不过没有左边大。眼看着越长越大,太影响美观了,一年多以前,她在朋友的介绍下,去当地医院的皮肤科做了激光治疗。后面恢复得还可以,几乎看不出来了,但是做过激光治疗后一年多,她发现"小眼睛"又长出来,而且比之前大了。现在她很苦恼,不知道下一步该怎么治疗,更不明白为什么只有短短的一年,竟然又长出来了,怎么就长得那么快啊!

她到底是什么问题

　　眼皮上的"小眼睛"(脂肪块)其实就是睑黄瘤,是代谢障碍性皮肤病中最常见的一种。睑黄瘤是由于脂质沉积于眼睑部位而引起的皮肤黄色或橙色斑块。多发生在眼睑上,初起如米粒大,微微高出皮肤,与正常皮肤截然分开,边界不规则,甚至可布满整个眼睑。

睑黄瘤要注意什么

　　如果在眼睑生长出睑黄瘤,那么就可能存在血脂高、胆固醇高或者存在肝胆疾病。所以,当睑黄瘤这个皮肤报警信号出现的时候,最好及时去医院化验,做血脂、脑动脉硬化及肝、胆、肾脏或糖尿病方面的检查,以便及时查出身体隐患,及早调整饮食。

患有睑黄瘤在饮食上需多加注意,如果体重超标,则要减轻体重。要是经实验室检查出还患有胆固醇高,那么要降低胆固醇,尽量少吃肥肉、猪油、动物内脏、蛋黄等,尽量多吃蔬菜、水果和植物油。

睑黄瘤不仅影响美观,随着时间推移,还有增长的概率。很有可能压迫视觉神经,影响视觉。所以,治疗睑黄瘤,去除它才是重中之重。

治疗方法

目前采用最多,也是相对安全的治疗方法是去医院皮肤科冷冻或激光去除。特别是激光治疗,属于目前较新的治疗方式,利用激光的光热效应,对瘤体进行精确定位,创伤小、效果好。

高阶美人修炼法

发现眼睑上出现"小眼睛",最好做血脂以及胆固醇的检查,有异常要吃药治疗,没有的话可以做激光或者手术切掉,建议到皮肤病医院或者正规医院的皮肤科就诊,确诊后在医生指导下治疗。但是即使手术,术后还是有复发的可能,没有药物能够使其消失。睑黄瘤一般不会影响自然寿命。治疗期间需每周复查一次,进行皮肤检查,愈合良好者每年复查一次,监测有无复发即可。平时可以自我按摩进行预防。

● **合谷** 位于手背,第1、2掌骨间,第二掌骨桡侧的中点处,或以一手的拇指指骨关节横纹放在另一手拇、食指之间的指蹼缘上,拇指尖下便是此穴。

● **中脘** 位于上腹部,前正中线上,脐中上4寸。

● **足三里** 位于小腿前外侧,犊鼻下3寸,距胫骨前缘一横指(中指)。

● **丰隆** 位于小腿前外侧,外踝尖上8寸,条口穴外1寸,距胫骨前缘二横指(中指)。

以上四个穴位都是调理胃肠、促消化、降脂的重要穴位,可用拇指或食、中二指按摩,每天早、晚各1次,每穴每次按摩3～5分钟,以穴位局部酸胀为宜。其中,中脘穴也可用掌根揉,每次5～10分钟,可以帮助上腹部减脂。

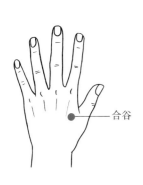
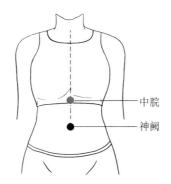
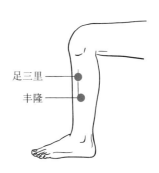

合谷

中脘
神阙

足三里
丰隆

—— 明医建议 ——

相对于治疗,睑黄瘤的预防更为重要,应针对病因进行血脂、胆固醇的控制,通过控制饮食、适度运动、及早治疗全身疾病等措施减少脂质代谢障碍的发生。高胆固醇血症等高危人群需每年进行皮肤检查。

日常养成运动的习惯,每周至少 3 次有氧运动,每次至少 30 分钟,注意避免过度疲劳;改变不良生活作息习惯,注意劳逸结合,避免吸烟饮酒、暴饮暴食;及早治疗全身疾病,控制血糖、血脂,定期复查病灶位置变化。

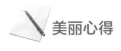 美丽心得

9. 精心护理"敏感肌"

　　高老师不算特别漂亮，但很秀气、很耐看，就是脸上有红血丝，这让她特别不自信。她曾经尝试过无数种去红血丝的方法，用了无数的"灵丹妙药"，却没有见到任何效果，只能经常用一些遮盖霜，让红血丝不那么明显。慢慢地，皮肤开始出现敏感的症状，特别是遇冷遇热的时候，以前能用的护肤品现在一用，脸上就起小疙瘩，脸上一片片地红，好几天都消不掉。她常常对着镜子想：如果有天把红血丝去掉，自己也很漂亮！经过几次针灸治疗后，她觉得皮肤没那么容易过敏了，以前只要吃一只虾，整个嘴就会肿起来，现在连吃3～5只也只是稍微有点肿，气色也好多了，显得红血丝也没那么难看了。所以她坚持针灸和自我穴位按摩，感觉肤质每天都在改善，整个人也越来越美了。

皮肤过敏

　　皮肤过敏主要是指当皮肤受到各种刺激时，出现红肿、发痒、脱皮及过敏性皮炎等异常现象。过敏体质在皮肤过敏的发病中起主导作用。年龄增长是肌肤敏感的一个重要原因，随着年龄的增长，弱酸性的皮脂膜不如以前健康，无法保持水分，以保护肌肤不受到外界侵害，以至敏感物质容易入侵皮肤；季节变换时各种致敏物质大量释放组胺，引起面部皮肤过敏；温度忽冷忽热，可加剧面部发红、发烫；紫外线照射能导致面部皮肤过敏。

过敏后的正确做法

如果发现自己对化妆品有过敏反应,应立刻停止使用。皮肤过敏后,不要用太热的水洗脸,以避免刺激皮肤,更不能用香皂,其中的碱会加重皮肤过敏的症状。用温和的洗面奶洗脸,不涂任何护肤品,可用手指在脸上做一些轻柔的按摩,使面部肌肉放松,促进血液正常流通,也会加速皮肤过敏的痊愈。

 ## 如何护理"敏感性"皮肤

皮肤过敏的女性在初次使用某种化妆品时应非常谨慎,事先应做皮肤试验,若无反应,方可使用;不能频繁更换化妆品;含香料过多及过酸、过碱的护肤品不能用。

过分呵护或忽视都是不对的。在面部使用过多的产品及繁复的护肤程序不是改善过敏的有效办法;什么也不涂同样不行,因为缺乏滋润,可能会出现严重的脱皮现象,缺乏防晒会令肌肤变得粗糙,导致不均匀色素出现。

 ## 高阶美人修炼法

皮肤敏感的人首先要远离过敏原,以免对身体健康造成不必要的影响。自我穴位按摩不仅可以改善皮肤敏感情况,还能起到预防皮肤敏感的作用。治疗皮肤敏感,特别是反复发作者,除了穴位保健,还要坚持锻炼身体,两者结合,提高自身免疫力,效果才会更好。

- 曲池　位于肘横纹外侧端与肱骨外上髁连线中点。能散风清热、调和营卫,能有效改善各种过敏症状。按揉时用拇指指腹按对侧曲池,以有酸胀感为宜,每次 3 分钟,早、晚各 1 次。
- **腹部穴位——中脘、神阙**　这两个穴位可以调节胃肠功能,改善肌肤敏感症状。可用食、中二指指腹按揉中脘穴,力度应适中,每次 3 分钟,早、晚各 1 次。神阙可用气罐闪罐 10 次后留罐 10 分钟。

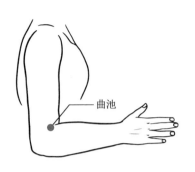
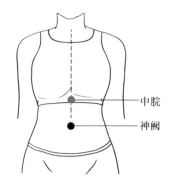

曲池

中脘

神阙

● **下肢穴位**——血海、三阴交、足三里 按揉血海、三阴交能调节全身血行，足三里可补益胃气，使气血上达面部，从而营养头面部。可用双手食指同时按揉双侧各穴 3～5 分钟，早、晚各 1 次，以穴位局部酸胀为宜。

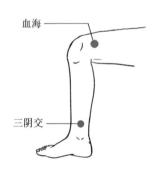
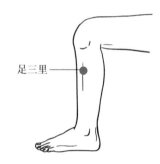

血海

足三里

三阴交

── 明医建议 ──

过敏体质的女性，鱼、虾、蟹、贝类及冰冷饮食应尽量避免，以免症状复发，并注意避免过敏原的刺激；平时多加运动，放松身心以增强免疫力。

✎ 美丽心得

明明白白带你美：高阶美人儿修炼秘诀

10. 冬季护肤有妙招

明医小话

徐阿姨今年72岁了,你看她面色红润,皱纹也很少,看上去特别年轻。有一次快递小哥给她送快递,问徐阿姨多大了?徐阿姨让他猜,快递员看了看,觉得徐阿姨应该50多岁,60岁不到的样子,但是怕万一说大了阿姨会不高兴,就说差不多50岁吧!徐阿姨听到之后乐开了花,说:"我一老太婆,都70多了!"小哥听到后完全惊呆了,真是一点也看不出!不仅如此,徐阿姨几年前查出来了宫颈癌早期,但是最近她去医院复查时,医生看到她脸色比自己都好,就说:"徐阿姨,你看起来比我脸色都好,肯定没问题的!"每当这个时候,徐阿姨就觉得自己坚持的每一步都是值得的,她坚持每周针灸一次,风雨无阻;同时,秋冬的时候特别注意面部的保湿和补水,她深知只要皮肤干,就特别容易长皱纹,所以她非常注重呵护皮肤,人也显得非常年轻。

补水保湿做到位

冬季皮肤会变得非常干燥,缺水问题更加严重,皮肤干燥脱皮,有的甚至还会出现开裂的情况。冬季护肤是非常重要的,否则就会对我们的皮肤造成不可逆的伤害,以后想修复都难了。补水保湿一定要到位,一个是多喝水,另外,洗完脸之后要及时抹上一层保湿面霜,睡觉前也可以用免洗保湿面膜来保湿,这会让皮肤形成一层保护膜,让我们的皮肤十分透润。

补水和保湿不是一回事。补水只能补充表层的水分,并不能够直达肌肤的深层。日常拍爽肤水、喷喷雾等是简单常见的补水,而保湿则是让一些具有保湿功能的成分直达肌底,从而锁住肌肤深处的水分。

 高阶美人修炼法

● **温和洁面、防冻保暖** 冬季皮肤的清洁工作非常重要,冬季皮肤本来就比较敏感,所以要用温水洗脸,洗脸水以 30℃左右的温水最合适,如果水温太高,皮肤的皮脂和水分会被热气所吸收,而使皮肤干燥,日久天长脸部会产生皱纹;另外,要选择温和养肤的洁肤产品。冬天气温非常低,尤其是风比较大的时候,一定要做好防冻保暖工作,不能"只要风度,不要温度",记着做好物理保暖工作,出门前一定要戴上帽子、口罩,尽量不要让皮肤暴露在外面,润肤乳也是必需的,这样可以最大限度地减少对皮肤的伤害。

● **日常多注意** 经常睡眠不足,会使皮肤的调节功能受损,致使容颜憔悴,容易衰老起皱。经常闷闷不乐、急躁、孤僻,常常在面部表现出愁苦、紧张、拘谨的表情等,会牵动表情肌而产生纵向或横向的皱纹,使人逐渐出现衰老现象。长期过度吸烟、饮酒会加速皮肤的老化,从而过早产生皱纹,使人显得苍老憔悴。因此,爱美的你一定要远离烟酒。此外,使用不适当的化妆品会破坏皮肤的质地,过多地扑粉也会使面部出现细密的小皱纹。建议了解自己的肤质,选择适合自己的化妆品。

● **饮食**

➢ **增加各种维生素的摄入** 维生素对于防止皮肤衰老、保护皮肤细腻滋润起着重要作用。若缺乏维生素 A,可导致皮肤弹性下降,变得粗糙,可多吃动物肝脏、鱼肝油、瘦肉、鸡蛋、蔬菜和水果。若缺乏维生素 B_2 时,会出现口唇皮肤干燥、开裂等,可多吃酵母、鱼、蛋、豆类等。维生素 E 有抗细胞膜氧化的作用,因而对皮肤有抗衰的作用,可多吃芝麻油、花生油、豆油、卷心菜等。

➢ **含胶原蛋白多的食物** 胶原蛋白能使细胞变得丰满,从而使肌肤丰润,皱纹减少,平常可适当吃些蹄筋及猪皮、鸡皮等食物。

➢ **增加微量元素的摄入** 铁是血液中血红素的主要成分之一,多食含铁质丰富的食物,如动物血、蛋黄、肉类等。补充铁的同时要增加番茄、青椒、山楂等含维生素 C 多的食物。缺锌时,会使皮肤干燥粗糙,易长粉刺,含锌多的食物有牡蛎、麦芽、核桃、瓜子等。另外,珍珠内含有多种微量元素、氨基酸和蛋白质,可改善皮肤的营养状况、减缓皮肤衰老和起皱。

➢ **经常注意饮水** 皮肤细嫩滋润程度与其水分含量密切相关。当人体水分减少时,会出现皮肤干、皮脂腺分泌减少,从而使皮肤失去弹性,甚至出现皱纹。因此,为了肌肤的健美,应每天坚持适量饮水。

➤ **坚果、水果、蔬菜** 核桃、松子、榛子、花生、芝麻等果仁中富含维生素 E,可防止皮肤过早出现老年斑、褐色斑纹、斑块;鲜枣含有大量的维生素 C,它是一种有效的抗氧化剂,不仅能保持皮肤的弹性,还能抑制与阻断皮肤黑色素的形成。皮肤中黑色素细胞多,肤色就黑。平时多吃一些富含维生素 C 的新鲜蔬菜、水果,少吃盐,可使沉着的色素斑减退或消失。

―― 明医建议 ――

冬季皮肤护理是非常重要的,如果不注意的话,有可能对皮肤造成不可逆的伤害,所以想要皮肤好的小姐姐们,冬季一定要注意做好皮肤护理工作,美美地过冬,来年皮肤也更水润哦!

美丽心得

11. 四季都应该认真防晒

提到防晒，大家首先想到的是如何防止皮肤被晒伤、晒黑，其实防晒更深层的意义是对抗氧化，延缓衰老。防晒不只是单单夏季防晒就可以了。其实，四季都需要防晒，只是夏季防晒更重要！春天、秋天、冬天虽然太阳紫外线没有夏天那么厉害，但是防晒隔离也是必需的。出门前，一定要做好防晒隔离工作，这样才能减少紫外线对皮肤的伤害，让皮肤处于一个健康的状态。小洪最近一直在街道当志愿者，常常需要在小区里走来走去，宣传健康的知识。想着春天也没事，太阳也不大，没有特别注意防晒，哪知道一周之后，脸上、胳膊上、小腿上的皮肤都比之前黑了两个色号。还好她平时晒后，皮肤不会过敏，也不痒，后面只要继续认真美白、补水，养回来就行。但是另一个和她一起做志愿者的小姑娘，几天下来，皮肤晒得痒得不行，又红又肿，还脱皮！看来，春天的紫外线也不能轻视呀！

不防晒的危害

皮肤长斑　当长时间受到紫外线照射时，皮肤为抵抗紫外线带来的伤害，会产生大量黑色素来保护皮肤，从而让脸上产生大量色斑。

皮肤变黑　肤色主要由黑色素所决定，若长期不防晒，会让体内产生大量黑色素，让皮肤变得越来越黑。

毛孔粗大　长期受到太阳光照射会影响皮肤弹力，导致皮肤松弛或下垂，引起毛孔粗大。当皮肤失去弹性时可加快其衰老速度。

过敏　太阳光的紫外线长时间照射在脸上会引起脸部皮肤过敏，其主要表现是皮肤红肿和灼烧感。特别是敏感肌肤,若没做好防晒工作,会加重其负担,对皮肤带来不可逆的伤害。

产生皱纹 每个女性最怕的是皱纹,这是身体衰老的标志。皮肤长期受到紫外线照射会引起皱纹和细纹,看起来比同龄人显老好几岁。曝晒可以造成皮肤损伤,使面部、颈部、手部的皮肤变干、变薄、失去弹性,使弹力纤维和胶质纤维失去正常的功能,皮肤逐渐变松起皱,皱纹也会越来越多。

高阶美人修炼法

- **涂抹防晒霜** 选择正规厂家生产的防晒霜,能保护皮肤,减少紫外线对皮肤带来的伤害,避免黑色素生成。出门前30分钟涂抹好防晒霜,每两个小时涂抹一次。
- **穿防晒衣和戴帽子** 市面上的防晒衣有很多种,尽量选择透气性好且轻薄的防晒衣,能抵挡阳光,减少紫外线对皮肤的伤害。特别是浅色防晒衣,对紫外线折射效果好。出门时一定带上防晒帽,能防止皮肤晒伤,选择柔软且透气性强和浅颜色的帽子,因为浅色帽子阳光反射率高。
- **调整好饮食** 多吃番茄,番茄中含有的番茄红素属于抗氧化剂,又被称为"天然防晒霜",能起到防晒功效。要少吃感光蔬菜,如菠菜、香菜、紫菜和苋菜等,因为感光蔬菜会让皮肤更易受到紫外线侵害,从而产生黑色素,导致脸上长斑、发红、过敏、发痒。

—— 明医建议 ——

中午11点到下午3点,紫外线非常强烈,若没有做好防晒工作,紫外线会加快黑色素沉积,从而让皮肤变黑或长斑。平时可以多吃橘黄色、红色蔬菜水果和绿叶蔬菜,具有一定的防晒功效。春天、秋天、冬天可选择防晒指数在15~30的防晒霜;夏季选择防晒指数在30之上的防晒霜。

12. 恼人的荨麻疹

明医小话

　　有一天,门诊中来了一位年轻女性患者,她说自己得了荨麻疹,一见风就全身起风疹团,又红又痒,非常难受,晚上的时候特别严重。她自己上网查,发现神阙穴闪罐可以治疗,于是就来针灸门诊求医。经过询问,她说她以前皮肤特别好,但是怀孕之后皮肤一下子就变差了,生完孩子也没有好转,反而越来越重。原本她不仅漂亮,脸上皮肤也特别白皙、透亮,现在脸一下子变得又红又黑又干又痛,还特别敏感,不能随意在脸上涂护肤品,但是不涂化妆品她根本就没法出门,老公也开始对她的外貌有意见了。经过几次针灸治疗,她的荨麻疹出现的范围和程度都明显好转,脸上的皮肤也感觉舒服一些,但治疗期间有次她没注意,吃了带虾的晚饭,当天晚上就又发得比较严重,所以我提醒她一定不要食用海鲜和发物,又治疗了几次,她的荨麻疹就再也没出现了。

你是否患过荨麻疹

　　荨麻疹俗称"风疹块",是由于皮肤、黏膜小血管扩张及渗透性增加而出现的一种局限性水肿反应。主要表现为大小不等的风疹块,骤然发生,大多持续半小时至数小时可自然消退,消退后不留痕迹,但新的风团可陆续发生,此起彼伏,不断发生,1 天内可反复多次发作。自觉剧烈瘙痒,有灼热感。可分为急性和慢性,急性者在所有荨麻疹中约占 1/3,经数天或数周可治愈;慢性者约占荨麻疹的 2/3,可反复发作,并持续数月。

荨麻疹部位不固定

荨麻疹可广泛发于全身或局限于某部位。有时亦可累及黏膜,如胃肠道发病,可引起黏膜水肿,出现恶心、呕吐、腹痛、腹泻等症状;若喉头黏膜受累时,出现胸闷、气喘、呼吸困难,严重者甚至可引起喉头水肿,发生窒息而危及生命。若伴有高热、寒战、脉搏快速等全身症状,应警惕是否有严重感染的可能,如败血症。

高阶美人修炼法

引起荨麻疹的病因非常复杂,约 3/4 患者找不到原因,尤其是慢性荨麻疹。过敏性体质的人更容易发生荨麻疹。经常进行自我穴位按摩可以提高自身免疫力,对荨麻疹的发生起到一定的预防作用;此外,通过穴位按摩可以清热解毒、凉血祛风、消肿止痛,对荨麻疹也有很好的治疗作用。

• 迎香　位于鼻翼外缘中点旁。迎香可宣通鼻窍、疏散外邪,是过敏性疾病最常用的穴位,尤其对过敏性鼻炎效果最佳。可用双手食指同时按揉双侧迎香,每次 3～5 分钟,早、晚各 1 次,以穴位局部酸胀为宜。

• 肺俞　位于背部第三胸椎棘突下,督脉旁开 1.5 寸。肺主皮毛,过敏性体质的患者大都与肺功能失常,尤其是肺气虚相关,肺俞可调理肺气、散寒祛风。可将双手放在肩上,以食、中二指按揉肺俞穴,按摩时力度应适中,每次 3 分钟,早、晚各 1 次。

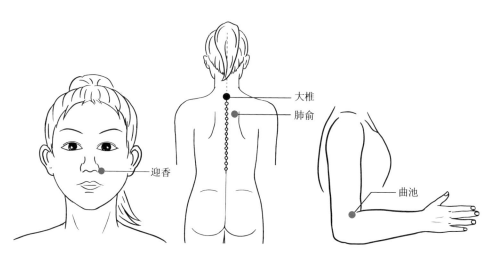

大椎
肺俞
迎香
曲池

- **曲池** 有疏散风热、凉血祛风的作用。按揉时用拇指指腹按对侧曲池，以有酸胀感为宜，每次 3 分钟，早、晚各 1 次。

- **神阙** 即肚脐眼处，是治疗荨麻疹的特效穴。因无法按摩，所以可用家用气罐在神阙穴处闪罐，每次 5～10 分钟，闪完最后一次气罐留罐 10 分钟。

- **合谷** 与曲池功效相似，配合起来按摩，对治疗荨麻疹很有帮助。按揉时用拇指指腹按对侧合谷，以有酸胀感为宜，每次 3 分钟，早、晚各 1 次。

- **血海** 具有活血化瘀、补血养血的功效，对治疗荨麻疹非常好。可用双手食指同时按揉双侧血海，每次 3～5 分钟，早、晚各 1 次，以穴位局部酸胀为宜。

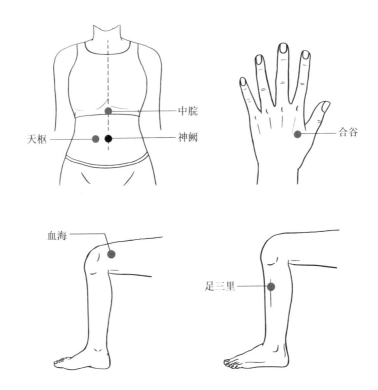

此外，若胃肠积热时，加用中脘、足三里；腹痛时，可加用天枢。每次按摩 3～5 分钟，早、晚各 1 次，以穴位局部酸胀为宜。

以上所有穴位都可在按摩的同时配合使用气罐闪罐，每穴闪罐 15～20 次，闪罐后留罐 10 分钟，效果更好。

战『痘』美少女

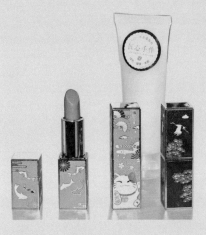

1. 顽固的痘痘

王小姐都28岁了,脸上还在长痘痘,大概是大学二年级起,她脸上忽然开始长痘痘,时轻时重,只要压力一大,痘痘就长得满脸都是,现在算算都有七八年了。她其实很爱美,平时也挺注意脸部清洁,痘痘还是缠上了她,用了不少祛痘产品都没有消除,还去美容院做过激光和物理祛除,刚开始的时候还有点效果,但过了几天又长出来了。她现在的皮肤特别敏感,出门就要戴口罩,否则脸一见风,就吹得很红,再加上满脸的痘印,让她28岁了都还没谈过恋爱,不光父母着急,她自己也十分着急。她吃过一段时间的中药,祛痘效果不明显,还因为里面苦寒的药太多,只要吃了胃就不舒服,所以也只好放弃。但在针灸配合放血和拔罐的治疗下,痘痘明显少了好多,皮肤也没有那么敏感了,痘痕也在逐步减少,她非常喜欢这种对身体无害的绿色疗法。

这是青春痘吗

"青春痘"常见于17~18岁的青年,但也有青春期以后或成人发病的。好发于面颊、额部、颏部和鼻颊沟,其次为背部及上胸部。病程长,时轻时重,常在女性月经前呈周期性加重,有自限性,绝大多数可在青春期后逐渐减轻,以致消失。

阳虚也能发"痘"

我们大多认为长痘是因为内毒、内热太盛,需要吃清热解毒药,但事实并非如此,阳虚体质的人也会有严重的痤疮囊肿,且很难治愈,还总是留痘印。此时若一味用清热解毒的药反而会加重阳虚,使痤疮更严重。同时还伴有夜尿多、喝了水马上要上厕所、痛经、小肚子冰凉,下肢特别冷,冷到膝盖以上。现代的很多女性比较爱美,穿衣单薄,经常把腰和肚子露在外面,以及饮食寒凉都能发"痘"。

痘印要预防

长痘之后皮肤出现色素沉着与瘢痕,是因为真皮层受到损伤。如果只是表皮损伤,不会留下瘢痕。痘痘如果没有感染,好了以后不会留下痕迹;如果发炎了,只要在早期消退炎症,不会留下凹陷,也可能留下一点印痕,但三个月到一年时间也会渐渐退去。所以痘印应以预防为主,除了正确治疗和护养以外,红肿发炎期间千万不要自己去挤,否则很容易伤及真皮层,留下痘印和色斑,成为终身消除不去的遗憾。

高阶美人修炼法

脸上"一波未平一波又起"的痘痘,让很多女性朋友深受其苦。自我穴位按摩可以通过对穴位的刺激,疏通经络,调节气血,去除体内的湿热之邪,或温补气血改善阳虚的症状,以改善体质,赶跑这些恼人的小痘痘。

- **上肢穴位**——合谷、曲池、支沟(手臂外侧,腕横纹上 3 寸,两个骨头正中间)、劳宫(在手掌心,当第 2、3 掌骨之间偏于第 3 掌骨,握拳屈指时中指尖处)

对体质偏热引起的痘痘,可以按摩有清热作用的合谷、曲池,有通便和调理三焦功能的支沟,以及能清心和胃、消除痘痘的劳宫。按揉时用拇指指腹按对侧各穴,以有酸胀感为宜,每次 3 分钟,早、晚各 1 次。

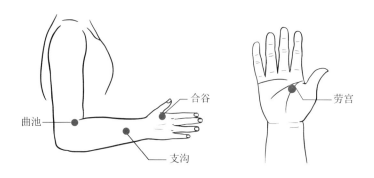

曲池　合谷　支沟　劳宫

- **下肢穴位**——内庭（足背，第 2、3 跖骨结合部前方凹陷处）、太冲、足三里

  内庭可以去除胃火，太冲可以疏肝解郁，足三里可以补益气血。可用双手食指同时按揉双侧各穴，每穴 3～5 分钟，早、晚各 1 次，以穴位局部酸胀为宜。

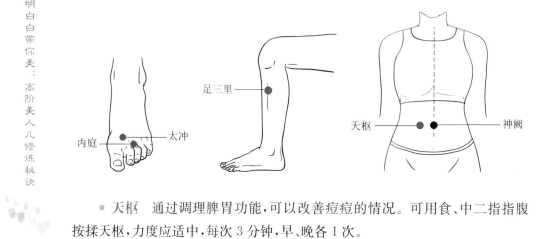

足三里　内庭　太冲　天枢　神阙

- **天枢**　通过调理脾胃功能，可以改善痘痘的情况。可用食、中二指指腹按揉天枢，力度应适中，每次 3 分钟，早、晚各 1 次。

  此外，对阳虚引起的痘痘反复发作，经久不愈，可加用肾俞、关元，每穴按摩 3～5 分钟，早、晚各 1 次。

✎ **美丽心得**

2. 青春期的信号——青春痘

小颖今年 17 岁,正在上高二。她不仅长得很高,皮肤也特别白,颜值"在线",是很多同学眼中的校花。但是自从上了高二,她脸上忽然冒了很多痘痘出来,尤其是下巴和额头上的痘痘长得一塌糊涂,让她的脸再也好看不起来了。这些痘痘长出来后也不是不会消下去,但会留下痘印,所以半年之后她的脸上不仅有很多痘痘,还有很多痘印,即使是某几天痘痘没怎么长,脸上黑黑的、坑坑洼洼的痘印也非常影响颜值。为此,她特别苦恼,明明五官什么都没变,还是很好看,但就是一"痘"毁所有,还好现在经常戴口罩,只要用刘海遮住额头,光看她水汪汪的大眼睛也还是美的! 到底怎么才能拯救她的脸,让她重回颜值巅峰呢?

什么是青春痘

寻常痤疮又名青年痤疮,也就是青春痘,是一种毛囊、皮脂腺的慢性炎症,主要发生在颜面及胸背等多脂区。有自限性,皮损多形,如粉刺、丘疹、脓疱、结节。常伴有皮脂溢出,青春期后,大多痊愈或减轻。以往痤疮被认为是皮脂腺疾病,实质上损害包括毛囊、皮脂腺及表皮。它属于中医"肺风粉刺"范畴。

多发于青年

多见于青年,男多于女。损害好发于面颊、额部、颏部和鼻颊沟等多脂区,其次是胸部、背部及肩部。初起为粉刺,有白头粉刺与黑头粉刺两种,内含角质及皮脂。白头粉刺亦称闭合性粉刺,为皮色丘疹,针头大小,毛囊开口不明显,不易挤出脂栓。黑头粉刺亦称开放性粉刺,丘疹中央为扩大的毛孔,脂栓阻塞于毛囊口,用手挤压,可见有顶部黑色而体部呈黄色半透明脂栓排出,因顶部暴露在皮肤表面,皮脂氧化及灰尘影响,形成黑头,故而称为黑头粉刺。粉刺中除了有皮脂氧化及角质脱落碎屑,同时还包含多个炭化的毛发。

绝大多数患者在青春期后症状逐渐减轻,以至消失。故常见于 17～18 岁的青年,也有在 10～13 岁早发及青春期以后或成人发病的。

可分为 4 级

Ⅰ度(轻度) 表现为黑头粉刺,散发或多发,散发性炎症性丘疹。

Ⅱ度(中度) 除有Ⅰ度表现外,还有炎性丘疹,主要发生在颜面。

Ⅲ度(重度) 表现为Ⅱ度加深炎性丘疹,除面部外还可见于胸、背、颈部。

Ⅳ度(重度-集簇性) 表现为Ⅲ度加囊肿,愈后多形成瘢痕,发生部位同Ⅲ度,但皮疹较重。

高阶美人修炼法

青春痘病程波动很大,因此治疗上变化也大。首先应注意饮食习惯,少吃辛辣、富含油脂的食物及甜食,多吃新鲜蔬菜及水果,调整消化道功能。用温水、香皂洗涤患部,避免用手挤压。

在医生的指导下,非常严重时可口服抗生素,如口服四环素、红霉素、罗红霉素等,能使皮脂中游离脂肪酸浓度明显下降,抑制丙酸痤疮杆菌和对白细胞的趋化活性;雄性激素可刺激皮脂腺分泌过多,引起痤疮,可用抵抗皮脂腺中雄激素的作用或用雌激素抵抗雄激素分泌等药物。

- **食疗方**

➤ **绿豆薏苡仁汤** 绿豆、薏苡仁各 25 克,山楂 10 克,洗净,加清水 500 克,泡 30 分钟后煮开,当茶饮。每天 3～5 次,适用于油性皮肤。

➤ **果菜绿豆饮** 用小白菜、芹菜、苦瓜、柿子椒、柠檬、苹果、绿豆各适量。先将绿豆煮 30 分钟,滤其汁;将小白菜、芹菜、苦瓜、柿子椒、苹果分别洗净切段或切块,搅汁,调入绿豆汁,滴入柠檬汁,加蜂蜜调味饮用。每日 1～2 次,具有清热解毒、杀菌之功效。

● **针灸及放血**　面部针灸、挑"痘"等都可以消炎、祛痘、止痒、排脓,可每隔几日针灸 1 次;挑"痘"半个月到一个月 1 次。青春痘特别严重时还可在背部放血,每周 1 次,效果也很好。

美丽心得

3. 35岁长痘痘,成因有很多

明医小话

徐小姐真的是超级苦恼,因为打她记事起,她好像就一直在长痘痘,从未停止,永不停歇的那种。她的痘痘不光长在脸上,脖子上、前胸、后背都有,而且都有很多,所以她简直都要被满身的痘痘逼疯了!因为长期长痘痘,她的脸上皮肤又红又硬,还特别容易出油,毛孔很粗大,这就显得她的皮肤很粗糙,也容易过敏。尤其是她的下巴和两侧的脸颊红得不行,特别难看。她现在都35岁了,她的痘痘一点都没有好转,真不知道什么时候才是个头!她现在经常做的就是去挑痘,虽然挑的时候很疼,但好歹能让皮肤暂时没那么红,她当然也尝试过各种其他治疗方法,但是治疗结果也都不太好。她的父母皮肤都很好,她真不知道为什么自己会有这样的皮肤。

几种长痘痘的原因

成年痘 形成原因很多,最常见的是便秘、疲劳、睡眠不足、黄体酮分泌过多等引发的身体新陈代谢不良,或是更年期的来临,身体会产生一些激素的变化,以上因素皆会促使成年痘的形成,而发生在女性身上的概率又比男性高出许多。

压力痘 现代生活节奏越来越快,随之而来的是日益加重的生活压力,当人体长期处于压力状态时,肾上腺分泌量就会提高,产生大量压力性激素,最终形成压力痘;或是情绪起伏极大,无法掌控,压力痘也会因此而爆发。压力痘多属封闭型,毛孔被增厚的角质塞住难以清除。

生理痘　多见于女性生理期。女性经期时激素变化，很容易引起间歇性或周期性的生理痘。

护肤痘　为了爱美而经常化妆的女生，搽很厚的粉底，皮肤无法正常呼吸，或者是化妆品对皮肤造成刺激，也可能导致脸部长痘。

高阶美人修炼法

● **忌口**

➢ **少吃辛辣食物**　如辣椒、葱、蒜等。这类食品性热，食后容易生火。

➢ **少吃油腻食物**　如动物油、植物油等。这类食品能产生大量能量，使内热加重。因此，必须忌食猪油、奶油、肥肉、猪脑、猪肝等。

➢ **少吃腥发之物**　如海鳗、海虾、海蟹、带鱼等。腥发之物常可引起机体过敏而导致疾病加重，常使皮脂腺的慢性炎症扩大而难以祛除。

➢ **少吃补品**　补药大多为热性之品，补后使人内热加重，更易诱发痤疮痘痘。

➢ **少吃高糖食物**　如白糖、冰糖、红糖、葡萄糖、巧克力、冰激凌等。人体食入高糖食品后，会使机体新陈代谢旺盛，皮脂腺分泌增多。从而使痘痘连续不断地出现。

➢ **少吃刺激性的食物**　如酒及浓茶、浓咖啡等。

● **食疗**

➢ **海藻薏苡仁粥**　海藻、昆布、甜杏仁各 10 克，薏苡仁 50 克。将海藻、昆布、甜杏仁加水适量煎煮，弃渣取汁，再与薏苡仁煮粥食用。每日 1 次，21 天为1 个疗程，具有活血化瘀、消炎软坚之功效。对于长痘的同时，伴有乳腺结节、甲状腺结节的女性更适合。

➢ **白梨芹菜汁**　白梨 250 克，芹菜 150 克，番茄 1 个，柠檬半个。洗净后一同放入果汁机中搅拌成汁。每日饮用 1 次。有清热祛火之功效。

➢ **含维生素 A 的食物**　金针菜、韭菜、胡萝卜、菠菜、牛奶等。

➢ **含维生素 B_2 的食物**　奶类、蛋类和绿叶蔬菜等。

➢ **含维生素 B_6 的食物**　蛋黄、奶类、干酵母、谷麦胚芽、鱼类和蔬菜（胡萝卜、菠菜、香菇）。

➢ **含锌食物**　有瘦肉、奶类、蛋类等。

➢ **多吃清凉的食物**　瘦猪肉、蘑菇、银耳、黑木耳、芹菜、苦瓜、黄瓜、冬瓜、茭白、绿豆芽、黄豆、豆腐、莲藕、西瓜、梨等。

此外，面部针灸、背部放血等，对于皮肤发红、全身长痘者来说效果很好。这类女性一般上焦湿热比较重，或者心火比较旺，所以上焦宜清，不宜补。即使是阳虚型的痘痘，也不能过度补阳！

美丽心得

4. "大姨妈"前后总爆痘

明医小话

女性每个月总有那么几天，心情很糟糕，身体肿胀，疯狂长痘痘，难看又不舒服！痘痘的形成非常复杂，一般是皮脂分泌出现问题，也跟身体的激素息息相关。如果长期这样，还是要去医院查一下激素问题，激素对女性生育、生理健康都有很大的影响。小文就是这样，平时也会长痘痘，但并不严重。一到月经前后就会疯狂地发起来，一夜之间可以长得满脸都是，随着月经结束，痘痘又会慢慢消下去，这让她苦恼不已！本来每个月痛经已经很烦了，痘痘也像定时闹钟一样，按点就长，一长就长满，到底怎么才能治好这些恼人的痘痘呢？

经期前后长痘痘的原因

雄性激素过旺　经期女性体内的雄激素处于高水平状态，女性在排卵后到月经期的前一段时间内，雄性激素的含量或雄性激素与雌性激素的比例相对较高，从而导致皮脂腺活动增强，因此容易长痘痘。

皮脂分泌过量　月经前皮肤表面的脂质构成和其他时期有着明显的差别，皮脂分泌很容易受到阻碍，从而使月经期间闭口痘痘更加严重。

黄体酮分泌减少　月经期间，黄体酮分泌量就会大大减少，身心状况开始不稳定，肌肤很容易过敏，并且还会变得特别粗糙，油脂分泌也会增多，容易长闭口痘。

经期情绪暴躁　很多女性在经期情绪都非常不稳定，很暴躁，并且焦虑不安、烦躁失眠等，这也是引发痘痘出现的主要原因之一。对于生理期痘痘，在祛痘的同时，还要注重内分泌的调理，只有内分泌平衡了才能控制痘痘的生长。

冲任失调型痘痘

女性疾病与冲任二脉失调密切相关。冲任失调最早论述于妇科病，亦可致女性痤疮。冲任失调型的痘痘是由内分泌失调引起的，患者一般是湿热阳盛的体质，饮食不节制，脾胃功能失调。这种类型的痘痘大多发生在青春期和更年期女性。一般丘疹色红，反复发作，丘疹随月经周期而变化，同时伴有月经不调或痛经，此类患者多工作、学习紧张，生活无规律，致使机体内环境失衡，内分泌紊乱。

如何预防经期长痘

合理饮食 很多痘痘其实都是经期饮食不当造成的，生理周期前不注意饮食就会造成经期痘痘疯狂冒出，甚至还会出现痛经等情况。所以在经期前，要拒绝辛辣、油腻的食物，更不能吃生冷的食物，多吃一些水果和蔬菜，保持排便的通畅，以免便秘引起痘痘。

保证充足的睡眠 生理期不要熬夜，因为睡眠不足会影响内分泌，这样更容易诱发痘痘出现。经期最好要保证自己每天睡满 8 小时，并且要注意防寒保暖，让身体始终处于温暖的状态下。

保持心情愉快 很多女性经期心情都不好，所以经前一定要努力保持一个乐观的心情，不但可以预防痘痘，而且还能保证身体健康。

高阶美人修炼法

日常的保湿护理一定要做好，很多人会买各种各样的护肤品，但不要买一大堆不适合的或不能用的护肤品。对于经期的痘痘，不要单纯地认为是上火导致的，于是直接去下火，一般是激素分泌的问题，不能盲目治疗。有的女性会经常长痘痘，时轻时重，常在月经前呈周期性加重，有自限性。可以适当地运动、出汗，排出皮肤多余的油脂。同时加以调理冲任，二仙汤或者知柏地黄丸都可以调理月经前后的痘痘。

- **食疗**

➤ **海带绿豆汤** 海带、绿豆各 15 克、甜杏仁 3 克、玫瑰花 3 克,红糖适量。将玫瑰花用布包好,与各药同煮后,去玫瑰花,加红糖食用。每日 1 剂,约 500 毫升,可常服。

➤ **薏苡仁海带双仁粥** 用薏苡仁、枸杞子、桃仁各 9 克,海带、甜杏仁各 12 克、绿豆 25 克、粳米 100 克。将桃仁、甜杏仁用纱布包扎好,水煎取汁,加入薏苡仁、海带末、枸杞子、粳米一同煮粥。每日 2 次,具有清热解毒、清火消炎、活血化瘀、养阴润肤之功效。

此外,可以多吃乌骨鸡、羊肉、鱼子、青虾、对虾、猪羊肾脏、淡菜、黑豆、海参、胡桃仁等滋补性的食物。

✎ 美丽心得

5. "水土不服"也长痘

明医小话

　　静静是北方人,从小一直生活在北方,为了读研究生来到了南方,到了南方之后就开始长痘,不到一周就长了很多,看起来挺严重的,几乎满脸都是。痘痘长出来三个月了,还没有一点消的趋势。特别是额头,一直在不停地长痘痘,长到整个额头没有一点好的皮肤。此外,她还觉得特别热,很容易口渴,手心也容易出汗,舌质很红,舌尖也很红,但她脚却是挺凉的。她现在已经24岁了,之前偶尔会长一两颗,长出来没两天自己也能消,完全不会留下痘印。哪知道来了南方,一下子就疯狂爆痘,而且爆痘之后根本就不会消,这也太烦了,到底是怎么回事?

南北气候环境不同

　　北方较为寒冷干燥,而南方炎热潮湿,皮脂分泌比较旺盛,北方人来到南方,身体对于南方的气候条件或饮食习惯不能适应,皮脂分泌过多、毛囊皮脂腺导管堵塞、细菌感染和炎症反应等都会导致脸上长痘痘。

这是水土不服吗

　　正常情况下,人体与庞大的微生物群共存,皮肤、黏膜和与外界相通的腔道内,都有细菌、真菌等微生物的存在,这些数量繁多的微生物,与人体的关系既相互依存,又相互制约。这种平衡有时会被打乱。

　　人体各部的正常菌群在种类、数量等方面都会发生变化,有些平时与机体共生的致病菌会立即出现"凶相"，使人致病。同时，那些正常为机体提供营养物质，帮助或促进食物消化吸收的有益细菌也会受到抑制而减少。这一系列的人体不适应的变化，实际就是菌群失调，也就是"水土不服"的本质原因。在一般情况下，人们经过一段时间的调整，是可以慢慢适应的。

长痘和一般的"水土不服"不同，"水土不服"可以慢慢适应，但痘痘和湿热、内热关系都比较大，如果要想从根本上治好痘痘，一定要把体内的"热"除掉。

多为湿热型痘痘

北方人来到南方长出来的痘痘多为湿热型痘痘，也就是脓疱型的，流脓、流水的那种，有痛感，多伴有口臭、便秘症状。湿热型是痘痘中最严重的，所以很多人长出痘痘后，很难消下去，甚至可以在短时间内长满全脸。所以，如果来到南方之后长痘，一定要积极进行治疗，因为湿热型痘痘很难自愈，肯定要治疗的。

高阶美人修炼法

饮食清淡，适当多喝温开水，注意防寒保暖；保持愉快的心情和规律的生活，情绪不良、生活不规律会引起或加重痤疮；不吸烟，不喝酒，特别是不饮烈性酒，不喝浓咖啡和浓茶，还要少食辛辣刺激食物，少食糖果及高脂食物；多吃蔬菜水果，保持大便通畅；不要挤压痘痘，注意面部清洁，油性皮肤用碱性稍大的香皂，干性皮肤用碱性低些的香皂或洗面奶；有脓疱或囊肿洗脸时不要过于用力，以免使皮损破溃。

- **食疗治痘**　可以泡金银花 1 克，连翘 3 克，玄参 5 克，甘草 6 克，代茶饮，每日冲泡 1 次，温热时饮用，每天饮用不少于 500 毫升；还可以口服维生素 B_2，缓解皮肤长痘的问题。

- **针灸及放血**　针对"水土不服"这种湿热型痘痘，面部针灸、挑痘等都可以消炎、祛痘、止痒、排脓，可每隔几日针灸 1 次；半个月到一个月挑痘 1 次。"水土不服痘"特别严重时还可在背部放血，每周 1 次，效果也很好。而且针灸或者放血相对于药物治疗更安全，也不伤脾胃。

美丽心得

明明白白带你美：高阶美人儿修炼秘诀

从『头』营造氛围感

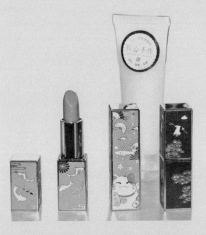

1. 你的脱发是几级

 明医小话

　　脱发是指头发的脱落。正常脱落的头发是处于退行期及休止期的毛发，由于进入退行期与新进入生长期的毛发处于动态平衡，故能维持正常数量的头发。脱发是正常的新陈代谢，生活中，每个人都会脱发。而病理性脱发是指头发异常或过度脱落的现象。

　　一般来说，一个正常成年人一天掉 50～60 根头发属于正常现象，如果掉发超过 100 根就是脱发信号。如果一天掉发超过 100 根，且持续 2 或 3 个月以上，就属于脱发无疑了，如果还想保持发量，就需要采取生发和护发的措施，或者尽快就医以寻求医生的帮助。

脱发的原因

　　头发的主要成分是角蛋白，含有多种氨基酸及几十种微量元素。若缺铁和蛋白质，头发就会变黄及分叉。缺植物油、维生素 A、蛋白质和碘时，头发会发干、无光泽及容易折断。缺 B 族维生素时会出现脂溢性皮炎及头发脱落现象。

　　现代医学认为，正常情况下，人体头发毛乳头内有丰富的血管，为毛乳头、毛球部提供充足的营养，从而使头发顺利生长。各种不良刺激（激素水平影响、神经性刺激影响等）造成为毛发供应营养的血管发生痉挛，使毛乳头、毛球部的营养运转功能发生障碍。当营养合成在毛乳头、毛球部的形成发生障碍，或虽然合成，但因某种因素无法进行毛发的蛋白合成，毛母细胞失去活力，毛发髓质、皮质部分的营养减少，开始角质化，毛囊开始萎缩或者坏死，头发大量进入休止期，头发就会大量脱落。

脱发的等级

脱发等级是指根据脱发的严重程度和表现形式按照一定规律划分成的阶梯等级,医学界一般将脱发等级划分成七级,一级、二级属于轻度脱发,三级、四级属于严重脱发,五级及以上便属于"秃头"。

　　一级脱发　发迹线尚正常。只需调整作息时间,加强营养和锻炼即可。

　　二级脱发　发迹线后移,额头稍高。通常的情况是从额角开始脱落。如果还处于脱落期,可以适当口服一些药物或者更换生发、乌发的洗发水以防止头发脱落。

　　三级脱发　发迹线脱落明显,其他部位尚未见脱发,需要认真采取防脱措施。

　　四级脱发　前额头发明显脱落,整体头顶部位稀疏,但是头发没有完全脱落,还有一些细软的头发存在,及时干预尚可纠正及救治。

　　五级脱发　前额及头旋部位整体脱落,中间形成断带,脱发面积较大,这种情况想植发都有点难。

　　六级脱发　前额部位基本脱落,头顶部位向后扩大趋势更加明显,只能争取保住现有的头发了。

　　七级脱发　是脱发分级里最严重的情况,头部前面"寸草不生",整体头发只剩后枕部和耳鬓周围一圈头发,这样基本上没办法补救了。

 中医怎么说

头发与肝肾有密切关系。肾藏精,肝主血,其华在发,肝肾虚则精血不足,毛囊得不到充足的营养,一种情况是合成黑色素能力减弱,出现白发,还有一种情况就是毛囊萎缩或者坏死,造成脱发。反之,肝肾强健,上荣于头,则毛发浓密乌黑。

高阶美人修炼法

　　• **改变分缝位置**　梳发的方向如果保持不变,头发缝分开的地方由于常常被阳光照射等关系,将会特别干燥或变薄。如果分开的地方开始变薄,应该在搽发乳或头油后,加以按摩,使已经干燥的头皮得到滋润。有时不妨将分开的方向改变,不但能够享受改变发型的乐趣,且能够避免分开处干燥,减少脱发。

- **补充营养**　多吃一些含铁、钙、锌等矿物质和维生素 A、维生素 C、B 族维生素以及含蛋白质较多的食品,如含有丰富蛋白质的鱼类、大豆、鸡蛋、瘦肉等以及含有丰富微量元素的海藻类、贝类,富含维生素 B_2、B_6 的菠菜、芦笋、香蕉、猪肝等都对保护头发、延缓头发老化有好处,保持大便通畅也有利于头发的健康生长。

- **避免损害**　染发、烫发和吹风等对头发都会造成一定的损害;染发液、烫发液对头发的影响也较大,次数多了会使头发失去光泽和弹性,甚至变黄、变枯;日光中的紫外线会对头发造成损害,使头发干枯变黄。染发、烫发间隔时间应为 3~6 个月。避免日光暴晒,游泳、日光浴时更要注意防护。

- **洗发水的选择**　洗发水最好是弱酸性的,不可碱性太强。另外,要选择能够强壮头皮与毛囊的洗护产品,最好能定期去美发沙龙做深层的专业护理,或者将一些专业产品买回家,来加强修护。

- **减轻压力**　压力过大也可能是你掉发过多的原因之一。压抑的程度越深,脱发的速度也越快。应经常进行深呼吸、散步、做松弛体操等,以消除精神疲劳。另外,应保证充足的睡眠,睡前用热水泡脚不仅能够帮助入睡,同时也有利于头发的健康生长。

- **隔天洗头更好**　天天洗发一度被认为是滋润秀发的最好方式,其实,就像吃饭一样,吃多了未必都能吸收。给头发足够的时间来休息,让它吸收营养和排出污物。因此,隔 1~2 天洗头一次为好。

美丽心得

2. 对抗压力性脱发

现在的学生学习压力特别大,尤其是上初中或者高中的孩子,经常做作业到凌晨不说,各种各样的补习班,一周 7 天几乎没有任何时间休息,所以经常这样熬夜做做不完的题,很多学生都会出现脱发的情况。小夏同学就是被自己的斑秃丑到了,为此都不敢去美发店剪头发了,自从上了高中,时间和睡眠都不是自己的了,虽然家长并没有给她压力,但是只要面对堆成山的作业,自己的压力就会喷涌而出。为此,她月经不好了,半年多都没来,她也没有很在意,但是有一天,她忽然发现自己头顶上有一片头发凭空消失,这可把她吓得不轻!难不成是得了什么绝症?自己在网上搜索了一下,发现原来竟然有一种奇怪的病叫"斑秃"。可是自己才十几岁,这就秃了?吓得她赶紧让妈妈买了一堆黑芝麻、核桃用来补脑、补头发,不知道有没有用,反正一天两顿超级认真地吃。而且自从开始"秃"了,她就只能留长头发遮住那一块秃秃的头皮。

斑秃性脱发

斑秃是指头发一块块地脱落,一般脱落区域呈钱币大小的圆形,光滑没有毛发。很多时候斑秃不用治疗也会在一年内自然恢复。在斑秃的恢复期,当头发再生时,新长出的头发往往像丝一样又细又软,颜色很浅。渐渐地,发质才会变粗、变硬,恢复成正常的头发。斑秃应与假性斑秃区分开来。后者是永久性脱发,头发不可能再生,表现为几片小面积脱发,但脱发的区域常常往一起汇集。

斑秃常常出现在精神受到刺激的时候,因此,精神和心理因素很可能是诱发斑秃的原因之一。

精神性脱发

精神紧张、忧郁、恐惧或严重失眠等均能使神经功能紊乱,毛细血管持续处于收缩状态,毛囊得不到充足的血液供应,而头皮位于人体的最上端,因而头发最易脱落。精神因素还会严重地影响头发的生长周期,长时间的视力疲劳、精神压力过重、神经过度紧张、急躁或忧虑情绪、熬夜等,均可导致头发生长周期缩短,出现脱发现象,导致早秃。常见如重病后脱发、考试后脱发以及一些担负重大责任的单位负责人或商人的脱发。

如果你一段时间压力很大,精神高度紧张,过分忧虑急躁,经常熬夜失眠,这时的脱发是属于精神性脱发,这时需适当地调节,放松心情,就可缓解脱发症状。

过度吸烟喝酒

吸烟喝酒对身体不好,但除了会影响我们肝脏的健康外,还会影响头发的健康生长。尤其是香烟中的尼古丁,具有收缩血管的作用,会使血液循环不良而导致头皮的营养不良。所以,喜欢吸烟喝酒的人,请务必降低吸烟喝酒的频率,小心脱发找上门却不自知哦!

避免频繁烫发、染发

很多女性朋友都非常喜欢染发、烫发,殊不知高频率的染发、烫发会让发质变差、变黄、变枯,而且还会让头发失去原有的光泽度和弹性,经常染发、烫发还会让头发更容易脱落。平时可以多进行一些头发保养方面的工作,使用吹风机吹头发的时候要按照由上至下的顺序吹。

高阶美人修炼法

• **斑秃处按摩** 斑秃处也就是"阿是穴",首先应该重点按摩斑秃处,可按摩所有斑秃的部位,可用两手食指和中指的指腹并拢,垂直向下按压,若痛感较强,仅用一只手的中指指腹点按即可。每次按摩 10～20 分钟,以头部酸胀或放松为宜,每天1次。也可以用梅花针扣刺,隔日1次,每次10～20分钟,坚持1个月以上。

- 神庭、百会、本神、承光　每天手掌微屈,轻轻叩打神庭、百会、本神、承光各100次,每天1次。
- 头维、风池　可用双手的食、中二指按揉双侧的头维、风池各5～8分钟,以头部酸胀或放松为宜,每天1次。

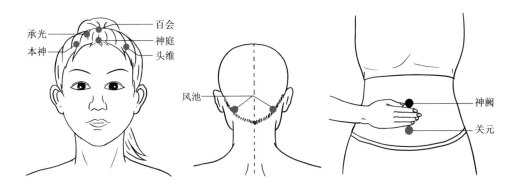

- 关元、肾俞、三阴交、太冲　可按揉上述各穴,每穴3～5分钟,每天1次,以穴位局部酸胀为宜。

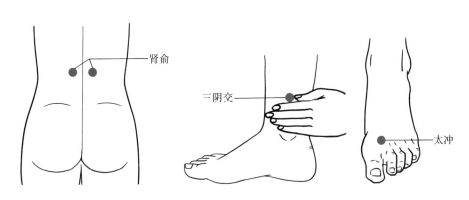

— 明医建议 —

　　学会适当缓解压力至关重要,多外出走走放松心情,看一些、想一些能让自己开心的事情等。推荐食物有桑椹、黑豆、黑芝麻、黑枣、绿豆、扁豆、丝瓜、薏苡仁、冬瓜等。切记不宜过食生冷、油腻的食物,以免助湿碍脾,影响气血生成,不利于头发的生长。

3. 秋风扫"落发"

明医小话

动物每到特定的季节就会脱毛,其实人也一样,所以有很多人觉得好像到了秋冬季,头发更容易干枯,也脱得更厉害,尤其是每次洗完头,会发现地上脱了一层的头发,看着就害怕。小叶就是这样的。小叶才30岁,她却脱发挺严重的。为此,她还给自己起了一个网名叫"秃头小仙女"。因为公司要上市的事,她忙得很厉害,有时候一天只能睡几个小时,恨不得自己长了8个脑袋、8双手、8张嘴。然后她发现自己的月经已经很久没来了,脑子也没那么好了,记忆力减退得很明显,人也特别容易疲倦。还有就是每次梳头,地上都会掉一层头发,洗头的时候掉得更多了!特别是最近秋天到了,脱发更厉害了,为此她特意剪了短发,但依然没有什么用,还是掉得很厉害,而且没有长头发的遮挡,显得她更"秃"了!

控制好洗头频率

一般来说,2～3天洗一次头发是最合适的。如果洗头频率过高,洗发水会破坏头皮的保护皮脂;洗头频率过低,又会导致毛囊油脂堆积,毛根松动,都可能引起掉发、脱发。所以,一定要控制好洗头的频率。洗发时,水温应控制在30～40 ℃,不要过冷或过热。很多人都是每天洗头和洗澡,但是如果洗得太频繁,真的会使头发脱落得更严重。特别是洗头后,用偏硬的毛巾使劲地搓擦头发,这样容易摩擦发丝,导致头发受损。其实,洗头后可以用一个干发帽包住头发,让头发自然干燥,以保持头发的营养和滋润度。

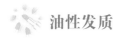 ## 油性发质

有一些人是油性发质,一天不洗,头发就很油。油性发质的人头发上容易粘上灰尘等脏物,容易堵塞头部皮肤的毛孔,导致头痒、头屑。所以,要改善油性发质,就要经常洗发,保持头发的清爽洁净。油性头发比其他发质更容易出现脱发的症状,可以时常洗发,清洁头皮油脂、污垢,但不要用过热的水洗发,以免刺激油脂分泌。护发素只宜涂在发干上,不要抹在头皮上。不要经常用发刷擦头皮,宜以梳代替发刷,并只梳理发丝。

 ## 养成洗发护发的好习惯

在洗头发之前,先用梳子把头发梳理一遍,有利于把头皮上的皮脂带到发干上,形成天然的防护层,还能避免头发打结。

 ## 正确使用电吹风

用电吹风吹头发的时候,要顺着头发生长的方向自上而下地吹,用热风吹头皮、冷风吹发丝,避免伤害头发的毛鳞片。

 ## 高阶美人修炼法

按摩穴位能加快头皮血液循环,对头发毛囊的健康生长有利,但需要长期坚持。在洗澡后、睡觉前,或是早上梳理头发时,做一次 10～15 分钟的按摩,养成良好的习惯。

• 玉枕　位于后发际正中直上 2.5 寸,旁开 1.3 寸,约平枕外隆凸上缘的凹陷处。将五指自然放松,像一把梳子一样,从前额梳到后脑勺,用指腹的位置,这样不容易伤到头皮。穴位按摩治疗脱发,要稍微用劲一点,这样头皮才能受到刺激。梳 100 次左右,以头皮有酸胀感为宜。

• 风府　位于颈部,后发际正中直上 1 寸。可用右手食、中二指按摩,每次3～5 分钟,以穴位局部微微发热、酸胀、不感痛为宜。

• 风池　位于后颈部,后头骨下,两条大筋外缘陷窝中,相当于耳垂平齐。

可用双手食、中二指按摩，每次 3～5 分钟，以穴位局部酸胀为宜。

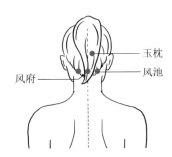

—— 明医建议 ——

　　如果发现自己出现每天超过 100 根的脱发现象，就必须抓紧治疗。油性发质的人体内大多缺乏维生素 B_2、维生素 B_6 等，在饮食方面应注意多喝水，多吃一些经过慢火加工的新鲜绿色蔬菜，荤菜以低脂蛋白质为宜，如河鱼、鸡肉等；每天吃 2 个新鲜水果，并服少量维生素 E、酵母片；少吃高脂肪食物。

美丽心得

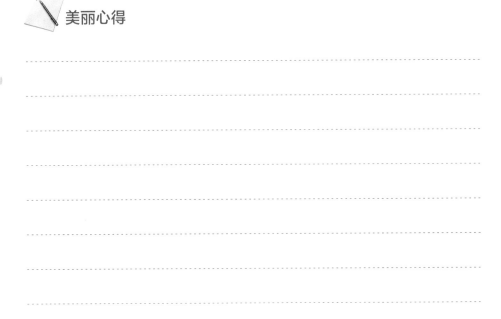

4. 令全家苦恼的遗传性脱发

　　胡小姐全家都"秃",这是个遗传问题无疑了。她从小就习惯了,把头发少当成了一种常态。但她的哥哥就不一样了,发际线后移直接露出了大大的前额,在高中的时候别人就以为他是 35 岁到 45 岁的年纪。大学的时候更惨,开学的第一节课,班上所有同学都以为他是传说中的"班主任",他满脸写满了尴尬。大学几年下来,他发际线后移更明显了,已经看起来像五十多岁的样子。但这种成熟的形象让他给用人单位留下一种踏实的印象,成了全班第一个签约工作的"模子"。

遗传性脱发真的只能"认命"吗

　　一般来说,父亲遗传给子女遗传性脱发的概率为 50%,爷爷遗传给孙辈的概率为 25%。母亲脱发遗传的可能性也很大,外公、外婆、舅舅有脱发情况的,也会大概率发生脱发。雄激素性脱发是遗传性脱发类型中最常见的一种,主要的脱发机制是携带脱发基因,脱发基因是无法改变的。脱发在男性中是显性遗传,儿子获得父母任何一方的脱发基因,都会脱发;女性脱发是隐性遗传,只有获得父母全部的脱发基因才会脱发;即使父母都不脱发,儿子也可能有 1/4 的脱发概率。所以,男性患遗传性脱发的概率会大于女性。更可怕的是,遗传性脱发不仅呈现"年轻化"趋势,更有"低龄化"的倾向。

男士往往更严重

男、女遗传性脱发的表现是不同的,男士从发际线往后脱,或从头顶部开始脱,也有头顶部和前额同时脱的情况。脱发呈渐进性发展,额部与头顶部脱发可互相融合。女性则是弥散性地脱发,一般不会累及颞额部。

人体内的雄性激素(睾酮)代谢产生DHT(双氢睾酮),是毛囊健康的"杀手",会使毛囊功能越来越微弱,直至头发完全脱落,一根不剩,所以遗传性脱发会越来越严重。

生活作息很重要

对于遗传性脱发,很多人非常消极,担心不能治愈,但事实上,如果提前预防、及时治疗,遗传性脱发是可以得到改善和延缓的。

养成良好的生活作息习惯,少熬夜、合理饮食、科学洗护、保持心情愉悦、排遣压力、生活规律、多吃黑色食品、多梳头皮以促进头皮血液循环,对于延缓脱发还是有积极作用的。

治疗方法

对抗遗传性脱发可以通过抑制激素和刺激毛囊重新发育两个方向进行,也就是目前临床上常用的口服非那雄胺片、外用米诺地尔喷剂的方法。对那些毛囊已经萎缩坏死、头皮裸露的人,可以做毛囊移植来弥补缺憾。

高阶美人修炼法

• **中药调养** 气血两虚者,表现为头发稀疏、脸色发黄、易疲劳、头晕眼花、心慌、失眠。食疗应益气补血、健脾养心。可多吃蜂蜜、大枣、山药、红糖、鸡肉、猪血、鸡蛋、牛奶、马铃薯、葡萄、胡萝卜等。

➤ **何首乌煮鸡蛋** 用制何首乌100克洗净切长条,以水浸泡15分钟,放入鸡蛋2个,再加入适量的葱、姜、盐、料酒等。武火烧沸,文火煮至蛋熟。将蛋取出用凉水浸一下,剥去蛋壳,再于锅内煮2~3分钟食用,吃蛋喝汤,每日1次。

➢ **生发蜜丸** 药物组成有当归、生黄芪、何首乌、大熟地、青风藤等,将上述药物研成粉拌入生地膏当中,再加蜜炼为丸,犹如梧桐子大,患者每早、中、晚各服用 1 次,能够起到生发的作用,可减轻患者脱发的症状。

● **穴位按摩**

➢ **头部穴位** 用右手五指从前额**神庭**向后梳到后发际**哑门**,共梳 36 次,然后用左手和右手的五指分别梳头部两侧,各梳 36 次;五指合拢叩打**百会** 54 次;两拇指分别点振两侧的**头维**、**生发**(风池与风府连线的中点)、**风池**等穴 3 次,每次 10 秒;用掌心压在脱发处或头发稀疏处,震颤 5 次,每次持续 10 秒。

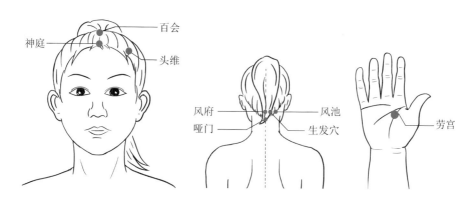

➢ **调理气血的穴位——关元、气海、足三里** 可用右手食、中二指按摩关元、气海,每次 5～10 分钟,以小腹微微发热为宜;可用两手拇指或食、中二指同时按摩两侧足三里,每次 3～5 分钟,以局部酸胀发热为宜。

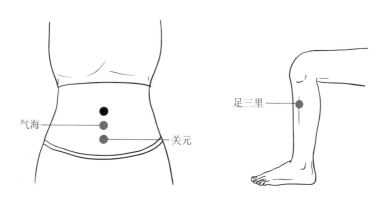

➢ **补肾的穴位——涌泉、肾俞、太溪** 此三穴都是与肾精、肾气相关的穴位,通过穴位按摩可源源不断地生发肾中的精气,补充生发的不足。可用两手拇指或食、中二指同时按摩两侧涌泉、肾俞、太溪,每次 3～5 分钟,以局部酸胀

发热为宜。按摩涌泉穴还可以直接将两脚底对搓,使脚心发热;按摩肾俞穴还可将手放于腰间,由前向后搓,使整个腰部发热为宜。

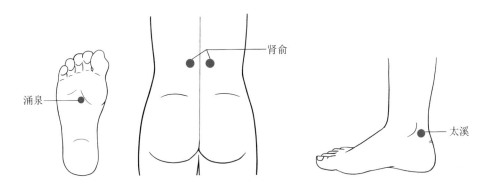

涌泉

肾俞

太溪

美丽心得

5. 频繁烫染,脱发严重

陶小姐从小头发不是特别多,不属于那种乌黑茂密的"黑长直",但是发量也足够多,她挺喜欢"捣鼓"头发的,今天去烫一下,明天去染一下,结果发质开始直线下降。但这也阻挡不住她做头发的欲望,直到 30 岁的年纪,已经可以隐约看到头皮的时候,她开始有一点慌了,就不折腾头发了,护理头发的各种产品也买了一大堆,却没见明显的起色。年底时,本来脱发就十分严重的她又经常加班熬夜,睡眠不足,她感觉每次洗头发的时候都会掉一地,心痛万分! 只能怪自己太爱折腾头发了,现在头上的头发几乎根根清晰可见,照这样下去,她说不定哪天就要彻底"光秃秃"了! 一想到这些她就瑟瑟发抖,虽然她已经想到了对策——使用假发片,暂时可以把自己可怜的头发"美化"一下。她也咨询了植发,实在太贵了! 关键还不能保证效果很好。

烫染头发会带来哪些危害

过敏 烫染发中所使用的药水可让人产生过敏反应,轻者接触部位出现瘙痒、红肿、皮疹或水疱,甚至波及整个脸部和全身,严重的话会导致过敏性休克,尤其是过敏体质的人群,烫染发时一定要警惕。

吸收有毒物质 热烫所使用的亚硫酸盐和氨水属于有毒物质,若过量、长时间使用会引起窒息和内脏功能丧失。冷烫使用的药水的主要成分是巯基乙酸,烫发后会在头皮上留下一种不容易洗去的异味,这种物质会对头皮带来很强刺激性,引起皮肤过敏或破坏造血系统,导致癌症。

铅中毒 烫染头发会引起慢性铅中毒或者铜中毒,导致头痛、头晕、全身无力、四肢麻木,而且会伴有腹部疼痛、小腿有痉挛性的疼痛感。

破坏发质 烫发药水中含有的碱性成分和氧化物,会破坏头发表层的鳞片,对头皮和毛囊带来损伤,加快头发内部水分和营养成分流失。另外,也会让头发的角质蛋白发生变性,让头发变得干枯没有光泽。

脱发 染发剂中含有的化学物质会对头皮和毛囊带来慢性刺激,久而久之,引起毛囊萎缩,毛发容易从中间位置断开。另外,烫发药水若清理不当,会堵塞毛囊而给头皮带来损伤,让人们短时间内大量脱发。

 ## 如何减轻烫染发带来的危害

控制好烫染次数,一年烫染次数不能超过两次。患有哮喘、高血压及心脏病的女性,尽量不要烫染发。哺乳期、孕期以及备孕期也不能烫染头发,以免引起胎儿畸形。烫染发后,在每次洗头后都使用护发素做好头发保养,保持头发质地柔软和蓬松。

 ## 高阶美人修炼法

- **正确洗头** 先将洗发水倒在手心,用手搓出泡沫后再均匀地抹在头发上,然后再揉洗头发。边洗边按摩,按摩2~3分钟。洗头发不能太勤,正确的方式应该一周洗2~3次。用护发素的时候也要注意,护发素不能当洗发水用。抹上护发素之后,一定要清洗干净。洗发水和护发素最好都不要直接触碰头皮,可以抹在发干和发尾处,以免使掉发更严重。

- **全头部按摩** 除了洗头的时候按摩,每天都应该做全头部的按摩。可用

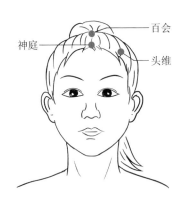

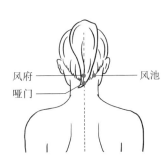

右手五指从前额神庭穴向后梳到后发际哑门穴,共梳 5～8 分钟,然后用左手和右手的五指分别梳头部两侧,各梳 5～8 分钟,再用五指合拢,叩打百会穴 2～3 分钟,用双手拇指分别按揉两侧的头维穴、风池穴每穴 2～3 分钟,在脱发处或头发稀疏处轻柔地按摩,每次 3～5 分钟。每天进行 1 次。

● **调理气血按摩——关元、气海、足三里** 可用右手食、中二指按摩关元、气海,每次 5～10 分钟,以小腹微微发热为宜;可用两手拇指或食、中二指同时按摩两侧足三里,每次 3～5 分钟,以局部酸胀发热为宜。

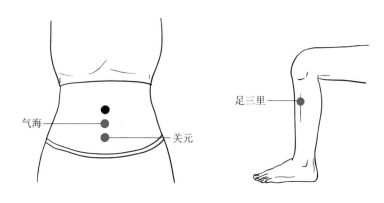

气海　关元　足三里

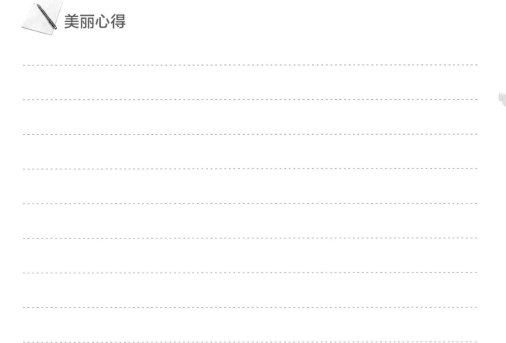

✎ **美丽心得**

6. 发际线后移，"美人尖"没了

俞阿姨年轻的时候特别好看，特别是她发际线上有一个漂亮的"美人尖"，一看就是一个标准的美人。但是她胃一直不太好，所以人挺瘦的，脸色也偏黄，不知道从什么时候起，她的"美人尖"完全没了，更可怕的是，整个发际线也上移了，这就导致额头到眉毛的距离越来越大，过了50岁之后，额头前面的白头发也跟着多了起来。除此之外，她常年都睡不好，总是睡眠非常浅，周围有一点动静她马上就会醒，早上起来人就非常疲惫。我用针灸帮她调理肠胃和睡眠，除了选择足三里、中脘、关元、内关等穴位外，专门增加了神庭、百会、本神、承光等。很神奇的是，半年之后，她忽然告诉我，她的发际线有点前移了，这也太惊喜了吧！更神奇的是，又针灸了三个月后，她竟然长出来了一个完整的"美人尖"，甚至连新长出来的头发都是黑的！原来坚持用穴位来调理就可以让全身的气血调和，身体越来越好，头发也会乌黑浓密起来！

"秃"多从发际线开始

发际线就像保护城市的城墙一样，虽然看起来很强固，但往往脆弱得不堪一击，所以很多人"秃"都是从发际线开始。主要表现是头发油腻，如同擦了油一样，亦有焦枯发蓬、缺乏光泽、有淡黄色鳞屑固着难脱、灰白色鳞屑飞扬、自觉瘙痒等。若是男性脱发，主要集中在前额与头顶部，前额的发际线与鬓角往上移，前额与顶部的头发稀疏、变黄、变软，最终使额顶部一片"光秃"或只有些茸毛。

发际线后移的原因

"肾藏精,主生殖,其华在发","发为血之余"。中医认为,肾为先天之本,头发为血液的产物。脱发的病位主要在肾,肾藏五脏六腑之精华,肾虚使精血不足,精血不足导致头发缺少营养供应,精血同源,相互转化,两者缺一不可。若肝肾两虚、气血不足,全身的血液循环下降,无力将营养物质输送到人体直立的最高处——"头顶",头上毛囊得不到滋养,渐渐萎缩,就会引起脱发。中医认为,脱发主要有肾气阴两虚和肾精亏虚两种证型,因此,调补肾脏有助于改善脱发。

两种类型

肾气阴两虚型脱发主要表现为头发油亮、头屑多、经常掉头屑、头痒,日久头顶或两额角处逐渐稀疏,常伴有耳鸣、腰膝酸软等症状。

肾精亏虚型脱发主要表现为平时头发发白或焦黄,头发没光泽,头屑较少,经常呈小片脱落,还伴有头晕耳鸣、心烦、失眠、腰膝酸软无力等症状。

 ## 高阶美人修炼法

穴位按摩可促进血液循环,预防各种原因所致的脱发,并滋养发根以养黑发。

- **发际线按摩** 发际线也就是"阿是穴",发际线后移的话应该重点按摩发际线处。可用两手食指和中指的指腹并拢,垂直向下按压,若痛感较强,仅用一只手的中指指腹点按即可。每次按摩 20～30 分钟,以头部感到酸胀或放松为宜,每天早、晚各 1 次。

- **神庭、百会、本神、承光** 每天用手掌微屈,轻轻叩打神庭、百会、本神、承光各 300 次,每天早、晚各 1 次。

- **头维、风池** 可用双手的食、中二指按揉双侧的头维、风池各 5～8 分钟,以头部感到酸胀或放松为宜,每天早、晚各 1 次。

- **角孙** 可用大拇指指腹轻轻点压,两侧穴位要同时按压,注意不宜大力按压,每次 5～8 分钟,以头部酸胀或放松为宜,每天早、晚各 1 次。

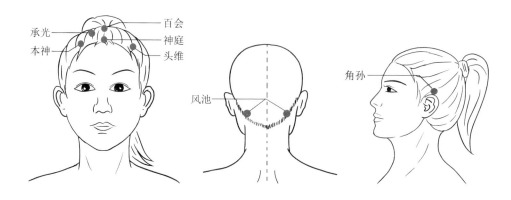

● **足三里、气海、关元** 可用右手的食、中二指按摩关元、气海，每次5～10分钟，以小腹微微发热为宜；可用两手拇指或食、中二指同时按摩两侧足三里穴，每次3～5分钟，以局部酸胀发热为宜。

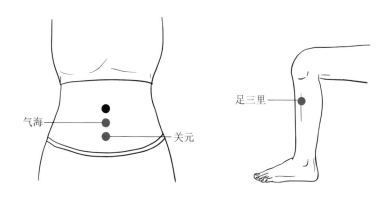

—— 明医建议 ——

　　长期在太阳光下暴晒，或者在空调房中、空气湿度过大的环境里工作，更需要保护好头发。建议在天气炎热的夏天出门的时候尽量戴上帽子，同时也要减少在空调房直吹的时间。若非工作需要，尽量不要长时间绑马尾，扎马尾辫容易造成发根松动，导致发际线上移，从而产生脱发。披散着头发可以让发根自然生长，不受束缚。防止头发脱落还需要保持乐观的心态，及时排解压力。另外，一定不要盲目使用任何防脱药物！

7. 产后脱发

　　生孩子真的会把母亲的身体"掏空",所以产前不调理、产后不调补,那真的是对自己不负责。以前女性生孩子都很早,而现在的女性忙学业、忙工作,很多女性在生孩子的时候已经三十多岁了,这时候本来身体就已经开始走下坡路了,即使不为了生孩子,也是需要调理的。露露就是产前没有好好调理的大龄准妈妈,产检的时候各项指标都不合格,血压低、缺钙、贫血……所以怀孕的时候疯狂进补,吃各种补品,也不知道对不对,反正就是吃,其实也不是为她自己吃的,是为了孩子吃的,最后的各项指标都是"低空飘过"。为此,她孕期胖了四十多斤,但是孩子生下来并没有很大,也只有 7 斤 8 两。生完她又肩负喂奶的重任,天天睡不好,这个时候家人的关心点都在孩子上,就只是让她一个劲地喝汤,至于她还是不是低血压、贫血也就没那么关心了! 她觉得自己生完孩子特别虚,一直出虚汗,经常头晕,走路也走不动,但是家人都说产妇都一样,她还那么胖,怎么可能虚,她这是太"作"了! 直到她开始大把大把地掉头发,甚至头顶还有一块完全没有头发,很秃了,家人这才觉得她可能有一点虚,也并不严重,可以以后再说,只要先把孩子养好就好了!

产后脱发越来越严重

　　由于内分泌腺体功能异常造成体内激素失调而导致的脱发称为内分泌失调性脱发。产后、更年期、口服避孕药等情况,在一定时期内会造成雌激素不足而脱发;甲状腺功能低下或者亢进、垂体功能减退、甲状旁腺功能减退、肾上腺肿瘤、肢端肥大症晚期等,均可导致头发的脱落。

在女性孕产期间,激素会发生急剧的变化,是导致产后脱发的主要原因之一,身体内雌激素水平增加,使少数头发处于静止期,这也意味着少数的新头发会长出。在怀孕期间,头发可能增多、变厚,而分娩后,雌激素水平急剧下降,新长出的头发会脱落。

 ## 产后脱发有可能恢复

一般来说,产后脱发是一种暂时的生理现象,最终都会恢复至正常状态的。所以,当发现脱发的时候不必惊慌,不必靠发型来掩盖头发稀少部位,或是滥用各种防脱产品等。如果产后身体各方面都得到了恢复,但是脱发还持续存在的话,就要引起重视了,应及早进行干预和保护。

 ## 高阶美人修炼法

● **关元、气海、足三里、涌泉**　可用右手的食、中二指按摩关元、气海,每天早、晚各 1 次,每穴 3～5 分钟。用双手的拇指或食、中二指按摩足三里,每天早、晚各 1 次,每穴 3～5 分钟;用双手的拇指或食、中二指按摩涌泉穴,也可两脚对搓足底,每天早、晚各 1 次,每次 5～10 分钟,以穴位局部酸胀为宜。

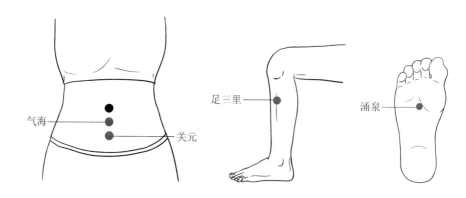

● **头部穴位**　每天用手掌微屈,轻轻叩打**百会** 100 次;可用双手的食、中二指按揉双侧的**头维、风池**各 5～8 分钟,以头部酸胀或放松为宜,每天早、晚各 1 次。

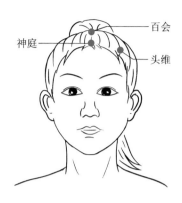 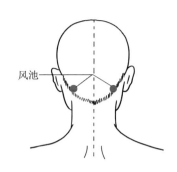

- **食疗进补**　产后补气血多以食补为主,可以多煲补气血的汤,如黄芪大枣桑椹鸡汤、当归生姜羊肉汤、桂圆黑米红豆黑豆粥等。饮食上要少食多餐,根据身体的需求来进食。但应避免长期食用补气血的食物,以免上火。

── 明医建议 ──

怀孕时气血供给胎儿,生产中因失血、失液、身体消耗,均会导致产后气血不足。可以食用人参、杜仲、菟丝子、黄芪、桑椹、大枣、熟地黄、黑米、黑豆等食物,都是补气血较好的食材。但如果运动较少,应避免进食过多。

✎ **美丽心得**

8. 老来得子,孩子更容易脱发

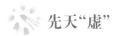

明医小话

　　李小姐属于爸妈老来得子很宝贝的孩子,她妈妈怀她的过程千辛万苦,出生后她的体质就比较虚弱。她妈妈说她1岁多的时候就开始脱发了,当时全家人都被吓坏了,赶紧带她去看医生,吃了好多药,头发却还是很少,只是脱得没那么厉害了而已。所以,从小她的头发就是又少又稀,看上去就给人一种她身体不好的感觉。还好她很争气,学习也挺好的,在"学霸"光环的加持之下,没有那么多人在意她身体差、经常生病,还有她头发非常稀少的情况。她自己却知道自己的头发是一天比一天少了,这种少不局限于局部,而是整头的头发均匀地减少。最近秋冬季,她又开始疯狂脱发,头顶已经露出了白花花的头皮,这让她一下子就崩溃了! 她心里非常地慌,睡也睡不好,每天早上醒来,枕头上常常是泪水夹杂着新脱下来的头发!

先天"虚"

　　中医说先天之精来源于肾,父母给你什么样的肾气,是你无法改变的。气血不足可以导致脱发;肝肾阴虚也会导致脱发。肝肾阴虚时会出现头发成片脱落,呈进行性加重,发质干枯,常伴有头晕、失眠、五心烦热、睡觉时出汗、腰膝酸软等不适,女性可有月经不调,男性则伴有遗精。

后天"虚"

饮食不正常会脱发　头发的生长需要充足的营养,而经常吃速食或者偏食的人很容易营养不均衡,甚至营养不良。血液循环过程中,无法给头皮提供充足的营养,就会引起脱发。所以一定要注意营养均衡,即使因为某些因素而无法顾及均衡饮食,也可以适当食用一些保健食品,帮助身体快速补充营养。

熬夜、睡眠差会脱发　睡眠时间过短,除了精神不振外还会脱发!因为晚上的睡眠时间是头发生长激素分泌的黄金时期,如果长时间熬夜、睡眠不足,就会导致脱发,所以一定要按时让身体进入休息状态,保证每天睡眠充足,睡7～8小时。

雄性激素作祟

头顶头发脱落的主要原因是体内雄性激素分泌过于旺盛。皮脂腺主要受雄性激素的控制,如果雄性激素分泌过于旺盛,人体的背部、胸部,特别是面部、头顶部就会分泌过多的油脂。当头顶的毛孔被油脂所堵塞,会使头发的营养供应发生障碍,最终导致逐渐脱发而最后成为"秃顶"。此外,脱发还与精神因素、激素分泌水平、遗传因素及机械因素等有关,建议到正规的医院接受治疗。

高阶美人修炼法

- **食疗**　食疗的原则为补益气血、滋补肝肾、养血生发。推荐的食物有黑芝麻、黑豆、核桃仁、桂圆肉、栗子、黑枣、枸杞菜、桑椹、羊肉等。推荐药膳:核桃芝麻粥。取核桃仁 200 克,芝麻、粳米各 100 克。将核桃仁及芝麻各研末,备用。粳米加水煮粥至七成熟,再加入核桃仁、芝麻各 30 克,煮熟,早、晚各 1 次温服。
- **穴位按摩**
  ➢ 神庭、百会、本神、承光、头维、风池、阿是穴　每天用手掌微屈,轻轻叩打神庭、百会、本神、承光各 100 次,每天一次。双手的食、中二指按揉双侧的头维、风池各 3～5 分钟,每天 1 次。

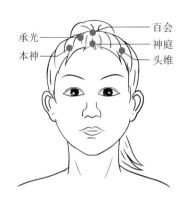
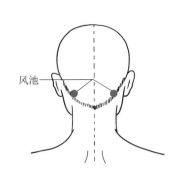

➤ **关元、气海、足三里** 关元、气海在任脉上,可调补气血;足三里可以调理脾胃,促进气血的化生。用右手食、中二指按摩关元、气海,每次 5～10 分钟,以小腹微微发热为宜;用两手拇指或食、中二指同时按摩两侧足三里,每次 3～5 分钟,以局部酸胀发热为宜。

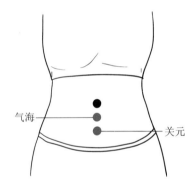
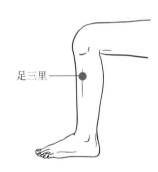

➤ **补肾的穴位——涌泉、肾俞、太溪** 可用两手拇指或食、中二指同时按摩两侧涌泉、肾俞、太溪,每次 3～5 分钟,以局部酸胀发热为宜。

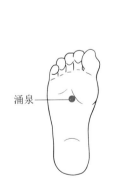
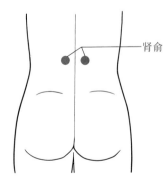
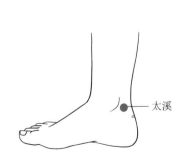

9. 从《黄帝内经》谈白发

"五脏六腑之精气,皆上升于头",《素问·脉要精微论篇》中就指出"头为精明之府"。头发为肾气盛衰的外在表现,又为人体血气盈亏的标志,《素问·上古天真论篇》指出,女子 7 岁、男子 8 岁前后因肾气盛而"齿更发长";女子 28 岁、男子 32 岁前后因肾气实而"发长极";女子 35 岁、男子 40 岁前后因气血始少而"发始堕";女子 42 岁、男子 48 岁前后因肾气衰而"发始白"。当你出现白发或掉发情况时,证明你的肾气开始不足。

人体头部有许多重要穴位,头为诸阳之会,手足六阳经皆上行于头,六阴经中手少阴与足厥阴经直接循行于头面部,所有阴经的别经和阳经相合后上达于头面。古人云:"形统于首。"即头部是全身四肢百骸的统领,与人体内脏器官的功能有着密切联系。

除了遗传、营养等因素外,本应该女子 42 岁、男子 48 岁出现的"发始白",很多人三十多岁就出现了白发,更有甚者,白得比较严重,这就使这些人看上去比同龄人要苍老很多。在这个全面"内卷"的时代,"头发焦虑"也很严重,有谁不想自己颜值在线、容貌冻龄、头发乌黑且浓密呢!同时,白发增多在大家的印象中,就是身体虚弱的标志,所以补补身体、补补肾是非常必要的,不然有可能从小病变成大病。

高阶美人修炼法

● **补肾养生乌发养生茶**

乌龙茶叶 3 克,槐角、冬瓜皮各 40 克,山楂 15 克。

先将槐角、冬瓜皮、山楂用清水煎煮 20 分钟,去药渣,取煮沸的药汁冲泡乌龙茶叶即可。代茶饮,每日 1 次,温热饮服。

可滋补肝肾、润须乌发,对肾肝阳虚、气血亏虚、须发早白的朋友很有帮助。

● **七宝美髯丸(膏)**

何首乌、当归、补骨脂、枸杞子、菟丝子、茯苓、牛膝各 120 克。

上述各药粉碎均匀制成药丸,早、晚各 1 次,每次 3～6 克,连续服用 90 天,或将上述各药熬制 6 小时后取汁 1 000 克,加入黄明胶(阿胶或鹿角胶亦可)50 克、饴糖 60 克后收膏,最终制成 900 克的七宝美髯膏,早、晚各 1 次,每次 3～6 克,连续服用 90 天。

何首乌涩精固气、补肝坚肾,茯苓交心肾而渗脾湿,牛膝强筋骨而益下焦,当归辛温以养血,枸杞甘寒而补水,菟丝子益三阴而强卫气,补骨脂助命火而暖丹田。此皆生发固本之药,其有效成分能起到修复受损毛囊、恢复毛囊活性、增强发根活力、促进黑色素合成、营养发根的作用,并有效促进头发的生长。荣卫调适、水火相交,则气血太和,而白发自黑。

● **穴位按摩**

➤ **头部穴位——百会、神庭、头维、风池**　百会在头部,当前发际正中直上 5 寸,前顶后 1.5 寸,或两耳尖连线中点处;神庭在头部,当前发际正中直上 0.5 寸。按摩时双手食指和中指重叠于穴位上,每天早晚各 1 次。头维位于头侧部,当额角发际上 0.5 寸,头正中线旁 4.5 寸;风池在项部,当枕骨之下,与风府相平,胸锁乳突肌与斜方肌上端之间的凹陷处。用中指和双手的食指按摩头部两侧,每天早、晚各 1 次。

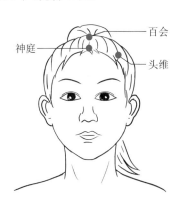
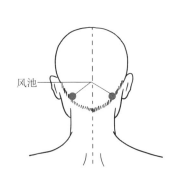

➤ **五脏穴位——肺俞、心俞、膈俞、肝俞、脾俞、胃俞、肾俞**　肺俞在背部,当第三胸椎棘突下,旁开 1.5 寸;心俞在背部,当第五胸椎棘突下,旁开 1.5 寸;膈

俞在背部,当第七胸椎棘突下,旁开1.5寸;肝俞在背部,当第九胸椎棘突下,旁开1.5寸;脾俞在背部,当第十一胸椎棘突下,旁开1.5寸;胃俞在背部,当第十二胸椎棘突下,旁开1.5寸;肾俞在腰部,当第二腰椎棘突下,旁开1.5寸。用双手的拇指或食、中二指按摩,每天早、晚各1次。

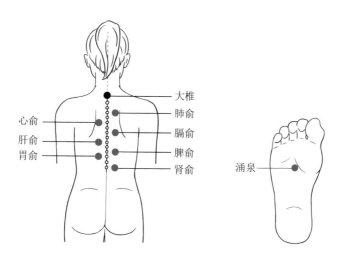

➤ **涌泉** 位于足前部凹陷处第2、3趾趾缝纹头端与足跟连线的前三分之一处。用双手的拇指或食、中二指按摩,也可两脚对搓足底,每天早、晚各1次。

美丽心得

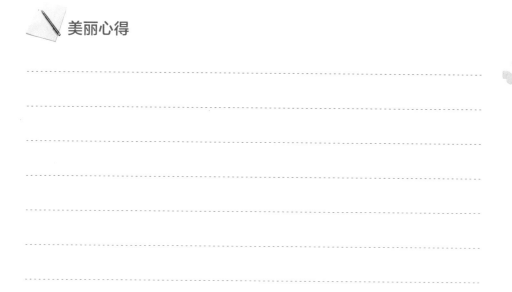

10. 头发挺多，就是白了

明医小话

　　于女士平时工作挺忙的，家里孩子也比较小，每天一刻不停忙得像个陀螺。她其实身体底子挺好的，从小就很少生病，一直健健康康的，气色也还可以的，就是生孩子比较晚，33岁才生的孩子。都说40岁就是一道坎，她虽然还不到40岁，今年才38岁，但明显感觉身体好像一下子虚了很多，常常有种力不从心的感觉，睡一觉起来还是觉得累，今年还感冒了两次，这在以前是绝对不可能的。另外，最明显的表现就是，不知道从什么时候起，头顶的位置出现了一片白头发，开始的时候只是几根，还能拔掉或者剪短，几乎看不出来，后面就越来越多，多到遮挡不住，现在的她看上去有点显老。她自己特别郁闷，因为她发量还是挺多的，也不脱发，而且头发一点也不干枯，摸上去柔柔滑滑的，很好的头发，下面都是黑的，可头顶新长出来的头发却已经有四分之一都白了，她实在想不出这到底是为啥？她从来没见过其他人像她一样，在她这个年纪头发能白这么多，还是一下子变白的，这是怎么回事呢？

头发为何变白

　　白头发是指全部或部分变白的头发。长白头发是由于头发髓质和皮质里黑色素颗粒减少或被空气填空的缘故，其原因有先天性和后天性两种。

　　正常情况下，毛乳头内有丰富的血管，为毛乳头、毛球部提供充足的营养，黑色素颗粒便顺利合成。当黑色素颗粒在毛乳头、毛球部的形成发生障碍，或虽然形成，但因某种因素不能被运送到毛发中去，从而使毛发髓质、皮质部分的黑色素颗粒减少、消失,就会出现白发。

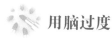

用脑过度

　　脑力劳动者长期处于高压力状态,精神高度紧张,无暇锻炼身体,加上饮食不均衡、不良的生活习惯等,易于过早出现白发。

　　人到了一定的年龄,由于人体新陈代谢变得低下,身体各项功能衰弱下来,造成头发渐渐变得花白。有些人年纪轻轻就出现白发,这俨然和年龄不大相符,多数和压力有关。压力也是导致白发的重要因素,因此,年轻患者需要适当调节精神状态,工作之余多多放松心情,加强锻炼身体,可以起到预防白发的作用。

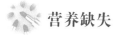

营养缺失

　　头发失去维持正常色素的营养供应也会变白。一些食物中富含的烟酸、胡萝卜素、枸橼酸等,都对形成色素及其新陈代谢有重要影响。如果它们在吸收、贮藏、利用等方面发生障碍或变化,青丝就能变成白发。在日常饮食中,不能长期缺少含维生素 B_1、B_2、B_6、烟酸等的食物,否则,毛发就会由黑变灰,进而变白。此外,缺乏某些微量元素,如铜、铁等,也能使头发变白。所以,女性因为减肥长期不摄入任何食物也是不可取的。

高阶美人修炼法

　　● **加强营养**　要补充必需的维生素和微量元素;气血虚弱者,宜补充气血,黑芝麻、红枣、枸杞、桑椹都是对生发、乌发有益的食物。

　　● **按摩头皮**　为了防治白发,可坚持在早晨起床后和临睡前用食指与中指在头皮上画小圆圈按摩,并揉搓头皮。从额部经头顶到后枕部,再从额部经两侧太阳穴到枕部。每次按摩 3 分钟,每分钟来回揉搓 30～40 次,以后逐渐增加到 5～10 分钟。这种按摩可加速毛囊局部的血液循环,使毛乳头得到充足的血液供应,这样,毛球部的色素细胞营养得到改善,细胞活性增强,分裂加快,将有利于分泌黑色素和使头发变黑。

　　● **勤于梳头**　勤梳头也是一种物理按摩法。隋代医学家巢元方在《诸病源候论》和《白发候》中提出,白发的根源是身体虚弱、营养不良,故有"千过梳头,发不白"的设想,意即勤梳头可防止头发变白。这是很合乎科学道理的。勤于梳头,既能保持头皮和头发的清洁,又能加速血液循环,增加毛乳头的营养,从而达到防止头发变白的效果。

—— 明医建议 ——

如果头发中白发太多,就不要一味地拔掉白发,或者频繁地染发。还是要从头发忽然大量变白的事实中,正确认识身体的问题和变化,及时进行中西医结合的干预和治疗。

✎ 美丽心得

11. 压力抑郁白了发

于小姐正处于事业的上升期,忙得不可开交,无法顾及家庭,没时间照顾孩子,自己的健康也没办法保证。加不完的班、开不完的会,她每天工作时间长达十几小时,每天睡3～4小时都是常态。虽然每天很累,但她却很充实,想着自己的公司就快上市了,如果自己再努力一点,自己的原始财富就可以积累到,这样就可以给家庭、给孩子一个稳定的保障,等自己老了也有个保障。靠着一口"仙气",她每天都精力满满。但最近她却发现了不对劲的地方,那就是她连续几周忙了一个大项目之后,忽然人有点崩溃了,然后不知不觉出现了白头发,她也像泄了气的皮球,一下子有点疲劳,缓了好几天没缓过来。她这到底是怎么了?

白头发的原因

形成白头发的原因主要毛囊中的黑色素细胞产生的色素颗粒减少,造成白发。随着年龄增长,色素颗粒的生产会越来越少,人进入老年,头发也就由黑变白。但有部分年轻人已经出现白发,这与先天遗传因素有关,也可能由精神压力过大、慢性疾病影响、肝肾不足、血热偏盛等引起。尤其是压力过大,现在已经成为导致白头发的重要原因。

精神因素

如果一个人长期郁郁寡欢、心境不佳、精神高度紧张、长期熬夜、劳心费神、操劳过度,均可使头发由黑变白。例如,在我国春秋战国时期,吴国的大夫伍子胥为了混过昭关,一夜之间急白了满头乌发。法国作家雨果也在其《悲惨世界》中描写乌德兰市市长经过激烈、痛苦的思想斗争,决心到法庭承认自己是囚犯时,"他的斑白头发仅仅过了一个钟头就全变白了"。这些虽然有些夸张,但说明头发由黑变白与精神因素有关。

高阶美人修炼法

- **自我调节**　在社会环境当中,青年人应当学会心理保健以及自我调节的方法。也就是说,不仅要会工作、会学习,还要会娱乐、会调节,注意劳逸结合,保持心情舒畅,避免精神压力过大。

- **调整饮食结构**　不要偏食,多吃豆类与蔬菜,动物的内脏含铜较多,柿子、番茄、马铃薯,以及菠菜等也含有一定量的铜、铁等微量元素,对于合成黑色素来说,它们都是不可或缺的原料,有条件的话尽量多吃一些。

- **锻炼身体**　能够促进全身的血液循环,从而增强制造黑色素的细胞活性。

- **梳头或按摩**　用梳子梳头,或者用手掌、手指揉搓头皮,每天早、晚各 1次,每次 10～15 分钟,每分钟梳或是揉搓 30～40 次。

- **穴位按摩**
  ➢ **百会、头维、风池、脾俞、肾俞、足三里、涌泉**　用中指和双手的食指按摩

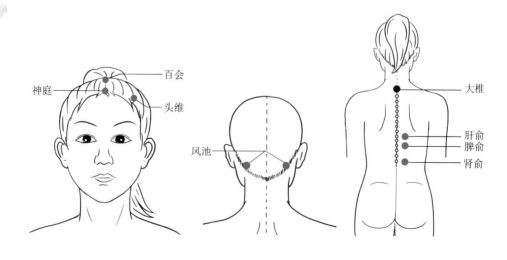

明明白白带你美：高阶美人儿修炼秘诀

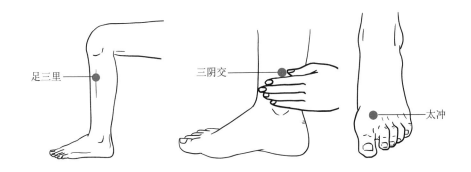

头部两侧和百会、头维、风池，每天早、晚各 1 次；用双手的拇指或食、中二指按摩脾俞、肾俞、足三里，每天早、晚各 1 次；用双手的拇指或食、中二指按摩涌泉，也可两脚对搓足底，每天早、晚各 1 次。这些都是调理气血、生发乌发的穴位。

➤ **太冲、三阴交、肝俞** 用双手的拇指或食、中二指按摩，每天早、晚各 1 次，每穴每次 3～5 分钟。这三个穴位都是疏肝解郁的穴位，一定要坚持按摩。

● **中药调理** 中医可以通过滋养气血、滋补肝肾、清热凉血等方法进行调理，若是因肾虚出现白发的时候，可以用一些补肾的中药方或食物，如椹元茶，对治疗白发可以起到好的效果。

── **明医建议** ──

如果是压力性因素导致的白发，是有改善的可能的。平时要注意放松，多散心，转移注意力，缓解压力；尽量多吃一些有营养的食物。

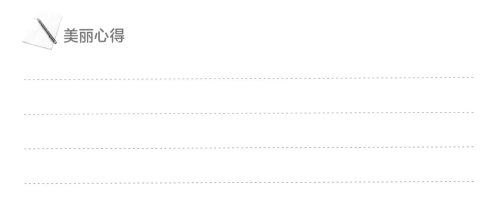

美丽心得

12. 生完孩子白了发

糖糖妈最近有一件事特别苦恼,以前她身体特别好,有一头乌黑发亮的头发,特别令人羡慕!但是生好糖糖后,就感觉身体虚得不行,特别容易出虚汗,奶水也不够,不得已断奶后,自己还是感觉身体虚。现在糖糖刚刚一岁,她白头发长了一头,虽然不是一夜之间长出来的,但明显越来越多。她和老公倾诉的时候,老公觉得她无病呻吟。为了这件事她经常和老公吵架,人也变得很抑郁。她真是太郁闷了!

产后白发的原因

引起产后白发的原因主要有:①产后出血严重引起血虚;②过度劳累;③产后精神忧郁、紧张等不良情绪影响;④其他疾病。此外,孕期营养不良、维生素缺乏也会引起色素合成障碍和新陈代谢增加,所以白发会在短时间内增加,产后白发是产后比较常见的现象。

产后白发还抑郁

产后抑郁发病率很高,抑郁也可以导致和加速头发变白。新手妈妈还无法适应新的角色,老一辈人错误的观念,丈夫的不理解、不心疼,让产妇非常容易抑郁。所以单纯靠别人的理解是远远不够的,女性一定要自爱、自强、自怜!

- **补充营养** 毛发是皮肤的附属器,它同身体其他各部位的器官、组织一样,需要充足的营养。人种不同,发色也不同。我们黄种人因为头发的色素颗粒中含有铜、钴、铁,所以头发是黑褐色的,如果饮食中长期缺乏铜、钴、铁,自然会影响黑色素的合成,使头发由黑变白。需要补充蛋白质、植物油、维生素 B_1、维生素 B_2、维生素 B_6 等。

- **保持乐观** 对生活持乐观的态度和保持愉快的情绪,将有助于使你的头发乌黑。即使遇到不顺心之事乃至不幸,也不要使自己的内心世界陷入绝境。因为这样不但于事无补,还会适得其反,乃至造成更大的不幸,从而加快头发变白的步伐。新手妈妈一定要找一个途径好好地舒缓心境。

- **穴位按摩** 可用右手的食、中二指按摩**关元**、**气海**,每天早、中、晚各 1 次。用双手的拇指或食、中二指按摩**足三里**,每天早、中、晚各 1 次;用双手的拇指或食、中二指按摩**涌泉**,也可两脚对搓足底,每天早晚各 1 次。上述四个穴位都是调补气血、补充元气的穴位,对于还在哺乳期的妈妈,穴位按摩更安全一些。同时,还可以每天早、晚进行全头按摩,每次 10 分钟。

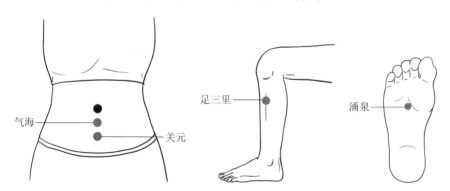

--- **明医建议** ---

平时注意保证充足的睡眠,不要过度劳累,保持心情舒畅,加强身体锻炼,多吃富含蛋白质和维生素高的食物,多吃黑豆、黑芝麻、核桃等食物。哺乳期尽量少口服药物,断奶后可以采用中药进行内分泌的调理。

13. 生来就白的头发

明医小话

　　康小姐今年才23岁，却已经是一名名副其实的"白发魔女"。她妈妈的头发还挺好，但她爸爸从小就是少白头，生她的时候已经白得挺多了。所以别人家的孩子都是一头黑黑浓密的头发，只有她生下来就有几根白头发，虽然那时候也不太明显。家人为了改变她的白头发，天天给她补充营养，黑芝麻、核桃她每天都吃，但这些营养似乎都不往她的头上走。她十几岁时，头发已经白得有点明显了，这让她很苦恼，同学们总会问她这个问题，别的女同学都有男孩子追，就她没有。所以上高中之后，她就开始染发，还好白头发不算多，染一次也能顶很久。大学毕业之后，她顺利找到了工作，谈了男朋友，但最近却发现白头发长得更快了。她非常需要找一个新的方法，改善或者至少维持现状。

早年白发

　　早年白发即早老性白发，民间又叫"少白头"，发生于青年甚至儿童时期，多为常染色体显性遗传。先天性白发往往有家族史，以局限性白发较常见，多见于前头发际部。

原因

　　少年白发除白发增多外，不影响身体健康。青春时期骤然发生的白发，有的与营养障碍有关。总的来说，后天营养缺乏、长期精神紧张和照射阳光不足都会导致白发。中医认为白头发是肾阴虚造成,肾功能衰弱导致身体代谢功能减慢,因此,白头发的治疗应先补足肾阴,从根本上调治。另外,一些皮肤病,如白癜风等,也会造成白头发。正常人一般是 35 岁开始生白头发,如果提早出现的话,最好就医治疗。

治疗

先天遗传造成的白头发难以医治,后天原因导致的白头发经过治疗,情况是可以改善的。本节开头康小姐这种情况,虽然和遗传相关,但并不是一点办法都没有的。她以前采用的都是食疗为主的办法进行调养,从来没想过用穴位或者中药进行治疗,经过一段时间的中药及穴位按摩治疗后,症状能够得到改善。

高阶美人修炼法

- **全头按摩**　采用梳头法或是按摩法:用梳子梳头或者用手掌、手指揉搓头皮,每天早、晚各 1 次,每次 15 分钟,每分钟梳或揉搓 30～40 次。
- **头部穴位——百会、神庭、头维、风池**　按摩百会、神庭,按摩时双手食指和中指重叠于穴位上,每天早、晚各 1 次。用中指和双手的食指按摩头部两侧的头维、风池,每天早、晚各 1 次。

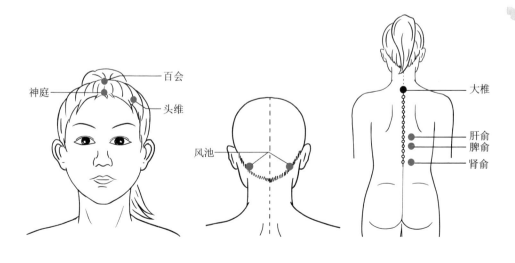

神庭　百会　头维　风池　大椎　肝俞　脾俞　肾俞

- **背部穴位**——肝俞、脾俞、肾俞　用双手的拇指或食、中二指按摩,每天早、晚各 1 次。
- **腹部穴位**——关元、气海　可用右手的食、中二指按摩,每天早、中、晚各 1 次。

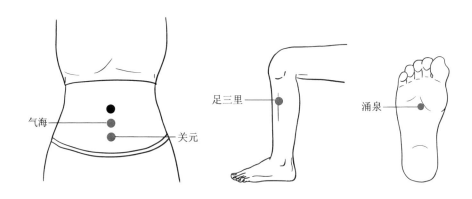

气海　　关元　　足三里　　涌泉

- **四肢穴位**——足三里、涌泉　用双手的拇指或食、中二指按摩足三里,每天早、中、晚各 1 次;用双手的拇指或食、中二指按摩涌泉,也可两脚对搓足底,每天早、晚各 1 次。
- **中药调理**　四物汤、四君子汤、八珍汤、十全大补汤、补中益气丸、左归丸、右归丸、香砂六君子汤、七宝美髯丸等都是补气血、补肝肾的中药汤剂和中成药,可在医生的指导下进行服用调养。坚持服用一段时间,肯定会有很好的效果。

── 明医建议 ──

　　治疗白发还可辅以食疗。①补肾:可以选用的食物和药材有黑芝麻、核桃、黑豆、何首乌、山参等。②补血:可以选择用的食物和药材有当归、枸杞子、阿胶等。③可以食用一些黑色的食物和药材,比如侧柏叶、黑木耳等。

14. 全头都白的老年性白发

王阿姨今年65岁,身体还不错,喜欢去公园跳跳舞,还参加了小区的舞蹈队,把退休之后的生活过得多姿多彩。但是她的一头白发非常明显,整个舞蹈队里只有她一个人是白头发,其他阿姨哪怕比她大好几岁,也都顶多半白,只有她白得很突出。所以别人在猜测年龄时,总以为她们队里年纪最大的就是她,这使她特别不高兴。虽然白头发很多,但是王阿姨知道频繁染发不好,作为一个养生达人,她肯定不愿意频繁染发。她也打听了很多民间偏方,有的吃了没效果,有的看起来就不靠谱,不敢吃。到底怎样才能解决她的苦恼呢?

老年白发

老年白发很常见,一般在35岁以后,毛乳头中黑素细胞生成的黑色素减少,使得毛干中色素消失,开始出现白发。60岁以后白发增多。灰发中黑色素细胞数目正常,细胞中可含有空泡,有外观正常的黑素小体,但其中很少含有黑素。白发中黑素细胞数目稀少或缺失,黑素颗粒也明显减少,毛乳头中也很少有黑素细胞和黑素颗粒。

生理现象

老年白发常从两鬓角开始白,慢慢向头顶发展,数年后胡须、鼻毛等也变灰白,但胸毛、阴毛和腋毛即使到老年也不变白。老年白发属于正常的生理现象,但近年来,白发人群的年龄提前、程度加重、速度加快,这种正常的生理现象明显开始趋于不正常。

疾病、药物和遗传

疾病、药物和遗传也是导致头发由黑变白的因素。脑垂体功能下降、甲状腺功能亢进等内分泌紊乱,结核、伤寒、恶性贫血等消耗性疾病,自主神经功能障碍等,均是已发现的与头发变白有关的疾病。

高阶美人修炼法

即使老年人头发变白得比较严重,哪怕是已经全白了,都还是有办法变黑的,只是不可能几天之内就变黑,需要的时间是很长的。一般根据头发的生长周期,一个半月左右可以出现极少量的黑头发,两个月左右可以出现少量的黑头发,三个月左右黑头发就比较明显了,如果想要变黑更多,那就需要坚持更长的时间。

* **坚持全头按摩** 采用梳头法或是按摩法:用梳子梳头,或者用手掌或手指揉搓头皮,每天早晚各 1 次,每次 10～15 分钟,每分钟梳或是揉搓 30～40 次。需要注意的是,按摩的时候一定要按摩到头皮,梳头的话也要选择宽齿的、柔和的、不尖锐的梳子。
* **坚持穴位按摩**

➢ **关元** 位于肚脐下 3 寸处,有培元固本、补益下焦之功,凡元气亏损均可使用。可用右手的食、中二指按摩,每天早、中、晚各 1 次。

➢ **气海** 位于腹正中线脐下 1.5 寸。可用右手的食、中二指按摩,每天早、中、晚各 1 次。

➢ **足三里** 位于小腿前外侧,当犊鼻下 3 寸,距胫骨前缘一横指(中指)。用双手的拇指或食、中二指按摩,每天早、中、晚各 1 次。

➢ **肾俞** 位于第 2 腰椎棘突下,旁开 1.5 寸。用双手的拇指或食、中二指按摩,每天早、中、晚各 1 次。

➢ **涌泉** 位于足前部凹陷处第 2、3 趾趾缝纹头端与足跟连线的前三分之一处。用双手的拇指或食、中二指按摩,也可两脚对搓足底,每天早、中、晚各 1 次。

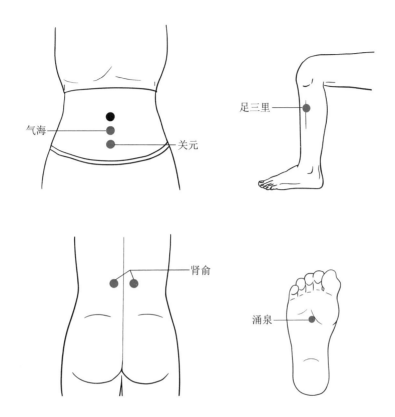

上述这些穴位,除了按摩之外,也可以艾灸,每个穴位每次艾灸 3～5 分钟,对于虚寒的老年性白发效果更好。

● **七宝美髯丸(膏)** 成分:何首乌、当归、补骨脂、枸杞子、菟丝子、茯苓、牛膝各 120 克。早、中、晚各 1 次,每次 3～6 克,连续服用 90 天。

● **功法养生** 可以采用易筋经、太极拳、练功十八法等功法进行运动,使手脚温暖、腰部发热,这样气血才能源源不断地到达全身,并上荣于头,使头发乌黑。每天早、晚各 1 次,每次 15～20 分钟。

—— 明医建议 ——

头发由黑变白不是一天完成的,同理,从白变黑也没那么容易! 所以,想要拥有一头乌黑的头发,不要轻易灰心,只要坚持,肯定会有所收获的。

美丽心得

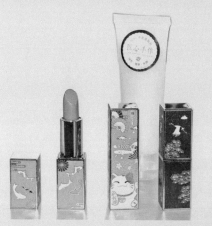

1. 只是肚子胖

徐小姐身高一米七,年轻漂亮,身材很好,也特别有气质,她的穿衣风格一直都是宽大舒适,特别衬她,同事们也都很羡慕她。直到有回单位举办新年晚会,她和其他女同事一起表演肚皮舞,大家才发现原来她肚子上肉非常多,这完全不应该啊!大家也终于明白了她为什么不喜欢穿紧身的衣服,就是为了遮肚子上的肉肉。她说她全身上下哪里都瘦,就是肚子上肉多,吃饱之后更显小肚子,平时肚子摸上去也是冰冰凉;月经也不太规律,有时候还会痛经;嘴里还有口气,随身一直带着口香糖用来遮盖气味。原来美女也有烦恼啊!为什么会有人只胖肚子呢?

宫寒才会肚子大

百病起于寒,所以很多女性在妇科病求诊时,"老中医"都会说她宫寒,而在不孕症的女性中宫寒的就更多了。宫寒,顾名思义就是子宫寒冷,最典型的症状就是发胖,以浑身发胖最多,还有一些就是像徐小姐一样,只有肚子胖。宫寒的女性常伴有气短乏力、失眠多梦、月经异常、不排卵等症状。小腹常常有坠胀感,白带增多、腰酸或痛、两乳房胀痛,少数还有反胃、作呕反应;行经腹痛,小腹发凉,月经色黑有血块,个别女性痛经达到难以忍受之程度。

女性要多护肚

有些女性天生体质就较寒,手脚常年冰冷,对气候转凉特别敏感,脸色苍白,喜欢喝热水,很少口渴,冬天怕冷,夏天耐热。寒性体质大多由后天因素造成,居住环境寒冷、爱吃寒凉食物、过劳损伤身体阳气、夏天常吹空调、衣着单薄等都是让女性体寒的原因。而女性的生殖系统最怕冷,冬天比较耗损阳气,下半身着凉会直接导致女性宫寒;而夏天天气酷热,女性不注意护肚,使子宫功能大大降低出现宫寒。

女性宫寒易老

治疗各种女性疾病最重要的就是"温暖"子宫,补虚调养,强身健体。从根本上激活子宫和卵巢功能,驱寒除湿,畅通气血,使色斑皱纹消退,经期正常规律,腰酸腹痛症状消失,脸色红润,精神体力明显增加,夏天时妇科炎症不再复发,冬天手脚温暖,人感觉年轻好几岁。而且子宫温暖了,也更容易受孕,对生育期的女性非常有用。

高阶美人修炼法

"十女九寒",若子宫温暖,体内气血运行通畅,月经也很规律,但子宫受到寒湿入侵,血气遇寒凝结,宫寒以后就会生出很多疾病。穴位按摩能够温暖子宫,有助于防止衰老,防宫寒,所以女性朋友都应该常常自我按摩,保护子宫,让身体更健康。

- **气海** 能补气助阳,去宫寒。可用食、中二指按揉气海,每次 3 分钟,以穴位局部酸胀为宜。
- **关元** 温补气血,能较好地解除宫寒。可用食、中二指按揉关元,每次 3 分钟,以穴位局部酸胀为宜。
- **气冲** 位于大腿根内侧,在腹股沟稍上方,脐中下 5 寸,距前正中线 2 寸。可用双手食指同时按揉双侧气冲,每次 3 分钟,以腿脚有热气下流的感觉为佳。
- **血海** 可化生气血,滋养胞宫。可用双手食指同时按揉双侧血海,每次 3 分钟,以穴位局部酸胀为宜。
- **足三里** 可调节脾胃功能,补益气血。可用双手食指同时按揉双侧足三里,每次 3 分钟,以穴位局部酸胀为宜。

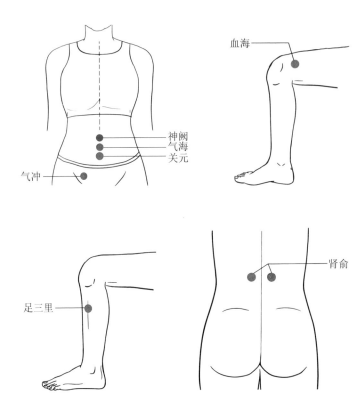

血海

神阙
气海
关元

气冲

肾俞

足三里

- **肾俞** 能温肾阳暖宫。自我按摩时先将双手搓至发热,然后双手放在腰间按揉或搓双侧肾俞,每次 3～5 分钟,早、晚各 1 次,使穴位局部酸胀为宜。

美丽心得

2. 脸部肥胖很"吃亏"

明医小话

　　白白才二十多岁,从小到大她都看起来胖胖的,有人说她是头大,有人说她是脸大。她其实特别委屈,浑身上下没有一点多余的肉,完全是"皮包骨",明明只有八十多斤,别人却经常问她是不是120斤?这个差距也太大了吧!为此她还特意剪了头发,希望能显得脸小一点。她来找我治疗一方面是因为爱美,另一方面是因为脸大、脸胖还容易显老。我问她是一天到晚都肿,还是哪个时间段肿得更厉害?她说这倒没有注意,但好像早上起来脸会更显大一些。我发现她的舌质比较淡白,脉也比较细弱无力,尤其是两个手的颜色特别黄,一看就是脾虚,气血比较弱,所以我让她在脸部按摩的同时,也按摩一些补气血的穴位,结果很快她脸就不那么胖了,身体上也有肉了,整个人都更健康了!

多种原因都能引起脸部肥胖

　　脸部水肿但四肢不胖,整个脸虽然圆圆的,但用指头压下时不会有压痕,这是一种内分泌障碍,称为库欣综合征,长期服用类固醇药物、肾上腺皮醇过量等都可导致。也有人在吃东西后脸部水肿,比如过敏体质的人,会因为吃到过敏原而呈现脸上水肿的状态。因此,过敏性体质的女性,要少吃芒果、奇异果、木瓜、橘子、水梨、草莓等可能导致过敏发作的水果或食物。

脸部肥胖的分类

①脂肪堆积型，这种脸部肥胖的主要特征为脂肪堆积在两颊或整个面庞，形成"满月脸""国字脸""苹果脸"等；②水肿型，由于面部经络、微循环和淋巴液等运行不畅，面部脂肪松弛、柔软，类似水肿状态；③脸部骨骼宽大型，由于遗传等先天性原因导致脸部骨骼轮廓宽大，形成大脸庞；④肌肉发达型，咬肌发达形成的脸部肥胖，通常是两腮鼓鼓的。除了骨骼宽大型外，其余三种都可以通过穴位按摩来瘦脸。

 ## 失眠、压力大时更容易面部水肿

由于压力大而晚上睡不好，或本身就常常失眠的女性，身体代谢率降低，脸上容易出现水肿而显得胖胖的。此外，许多人面临紧张情绪和压力时，会不自觉地咬紧牙关，甚至在睡眠时也用力磨牙，长期下来容易造成咀嚼肌和咬肌逐渐紧绷，越来越发达，脸也容易显得胖。所以，女性朋友要想瘦脸，首先就要睡好，在睡"饱"的同时，应该有一个乐观的心态，积极应对各种压力和挑战，越自信才会越美丽。

 ## 高阶美人修炼法

中医经络学认为，脸部肥胖除了与内分泌紊乱有关外，还与脸部经络不通畅有直接关系。通过自我穴位按摩刺激经络、穴位，一方面调理内分泌功能，提高整体脂肪代谢能力，清除导致脸部脂肪堆积的根源；另一方面，加快脸部脂肪代谢和"废物排泄"，消除现有多余脂肪。还能促进循环，消除脸部水肿，有效达到按摩瘦脸的目的。

- 攒竹　位于眉头内端，上眼眶凹陷处。可加速眼部脂肪代谢。用双手食指同时按揉双侧攒竹，每次 3 分钟，以穴位局部酸胀为宜。
- 迎香　位于鼻翼外缘中点的法令纹处。可加速鼻部周围脂肪代谢。用双手食指同时按揉双侧迎香，每次 3 分钟，以穴位局部酸胀为宜。
- 巨髎　位于眼球中央下方，颧骨下缘处。可加速面部周围脂肪代谢。用双手食指同时按揉双侧巨髎，每次 3 分钟，以穴位局部酸胀为宜。

• **颧髎** 位于眼尾下方,颧骨下缘凹陷处。可加速面部两侧周围脂肪代谢。用双手食指同时按揉双侧颧髎,每次 3 分钟,以穴位局部酸胀为宜。

• **承泣** 位于眼睛正下方,眼眶骨下缘凹陷处、眼轮匝肌上。可加速眼睛周围血液循环,消除眼袋及"泡泡眼",使脸看起来更瘦。用双手食指同时按揉双侧承泣,每次 3 分钟,以穴位局部酸胀为宜。

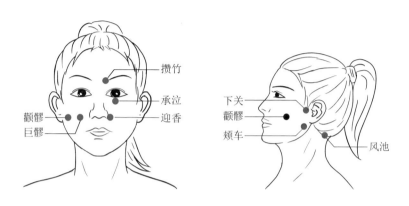

• **颊车** 位于面颊部,下颌角前上方,耳下大约一横指处,咀嚼时肌肉隆起时出现的凹陷处。可拉提脸部曲线,预防面部皮肤老化和下垂,保持脸部肌肉和皮肤的弹性。用双手食指同时按揉双侧颊车,每次 3 分钟,以穴位局部酸胀为宜。

• **下关** 位于面部,在颧骨下缘中央与下颌切迹之间的凹陷中。按摩时从颊车向上按摩至下关,以增强提脸部曲线,预防面部皮肤老化和下垂。用双手食指同时从双侧颊车向下关按揉,每次 3 分钟,以穴位局部酸胀为宜。

• **风池** 可改善因失眠、紧张或压力造成脸部肌肉紧绷且凸起及过敏和反复感冒导致的脸部水肿。用双手食指同时按揉双侧风池,每次 3 分钟,以穴位局部酸胀为宜。

美丽心得

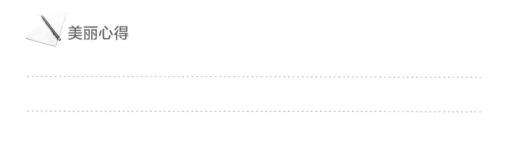

3. 脾虚湿气重,很虚胖

明医小话

　　胖胖从小就胖胖的、可可爱爱的,在五六岁长身高的时候,也一直胖乎乎的,但是她一直胖得很合理,属于微胖,颜值也"在线"。后来结婚、怀孕、生子后,她已经胖到 180 斤了,165 厘米的身高,看起来胖得还是非常明显的。这 180 斤的肉减起来很难,她减了 10 斤之后就到了"平台期"(维持体重不再下降),再怎么运动、节食都很难瘦下去,慢慢地她就失去了减肥的信心。她十分困惑,她明明已经很努力了,但就是减不下去,究竟怎么回事呢?

脾虚多胖

　　脾胃是后天之本,是气血化生之源。脾胃虚弱会导致水谷运化障碍,湿气在体内聚集,身体代谢缓慢,就会出现发胖的情况。而且身体肥胖的人,90％都是体质虚弱者,大多表现为虚胖。要解决虚胖的问题,一定要健脾祛湿。一旦人体脾虚,就会导致体内水湿运化不畅,水湿停留而出现腹泻、便溏、水肿的状况。

典型表现

　　舌边多有齿痕　脾与舌头关系密切,舌头的变化是脾的外在表现。健康的舌头表面应为红色,看上去很润泽。舌面有一层舌苔,轻薄且非常干净。如果舌头边缘已经出现明显的齿痕,舌苔粗糙或很厚、发黄发腻,则说明脾虚湿重。

大便粘马桶 贪凉吃些生冷寒凉的食物容易导致寒湿困脾,水湿不能正常被带走,寒湿向下注入大肠就会让大便带水湿,变成软而不成形的稀便,或者粘在马桶上。

早起不适 清晨起床,如果感觉胸闷气短、头晕脑涨时,说明你的脾胃功能比较差。中医认为,脾气一虚,肺气先绝。也就是说,脾与肺的功能是相互影响的。脾虚到一定程度的时候,肺金失养,就容易出现气短、动则气促等肺气虚的表现。

在饮食上要"忌重"

在饮食上要以低盐、低糖、低油的食物为主。爱吃咸的、辣的食物的人,最好改变一下饮食习惯,多吃一些清淡健康的食物。

高阶美人修炼法

● **穴位按摩——关元、气海、足三里、丰隆、阴陵泉** 关元、气海、足三里都是有健运脾胃作用的穴位,关元、气海在任脉上,在腹部局部,经常按摩对腹部肥胖有很好的改善作用;足三里可以调理脾胃,促进运化水湿;丰隆是降脂化湿减肥的重要穴位,阴陵泉对于水湿偏盛的小腿粗壮很有效果。可将两手掌对搓,搓热后,轻轻用掌根以气海为中心按摩,可顺时针、逆时针交替,每次 5～10 分钟,以小腹微微发热为宜;也可用艾灸替代,每次艾灸 20 分钟;可用两手拇指或食、中二指同时按摩两侧足三里、丰隆、阴陵泉,每次 3～5 分钟,以局部酸胀发热为宜。

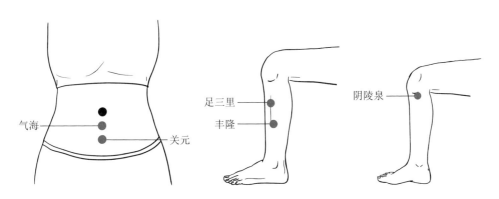

● **食疗——调理脾胃，才能减肥** 既然虚胖多是由脾虚导致的，那首先要调理脾胃。常用的健脾理气之品，多数是具有辛香味且具有发散、行气之功的药材，比如砂仁、陈皮等，适当配合理气药材，以益气健脾为主，如山药、薏苡仁、大枣、扁豆等，此时切不可滥用苦寒泻下的药材。很多人为了减肥，滥用泻下药、清肠茶等，反而会加重湿气，更加损伤脾胃，这样一点也不能瘦，还会伤害身体。

—— 明医建议 ——

　　健脾化湿的药物可以选择参苓白术丸、健脾丸、归脾丸、香砂六君子丸、二陈丸、补中益气丸、祛湿颗粒等调理。平时饮食要注意清淡，不要吃太多生冷黏腻的食物。可以吃芹菜、萝卜、白菜等富含膳食纤维的食物，也可以用莲子、芡实、薏苡仁熬粥喝，还可以用陈皮、茯苓、荷叶、玉米须泡水喝；平时还要适当进行户外运动，通过运动增加代谢，调节脾胃功能，有利于祛湿减肥。

✏️ **美丽心得**

4. 年纪越大越易发胖

年纪越大真的越容易长胖,正所谓:"千金难买老来瘦。"即使是瘦的人,大部分也是因为脾胃不好、患糖尿病、甲亢等。老年人因为代谢的紊乱、血脂的异常,往往会造成身体的脂肪堆积,越来越胖,特别是肚子会胖起来,甚至"大肚如鼓",当然,身体的其他部位脂肪也非常多。张老师年轻的时候其实一点也不胖,但随着年纪增长,她也越来越胖。她年轻的时候也容易长胖,所以一直在控制饮食,再加上适当地运动,体重控制得还可以,并没有胖起来。50岁以后,她的体重就再也控制不住,身体也不如以前好了,总觉得会气血不足,经常头晕、气短、心慌,也容易觉得疲劳,休息后也很难缓解。胖了之后内脏脂肪的堆积也越来越多了,体检时候脂肪肝、颈动脉斑块、血管硬化这些和肥胖相关的疾病一下就都冒了出来。所以现在她想减肥,不只是为了体重减轻一些,而且还为了健康,只有这些脂肪代谢异常的问题得到解决了,身体才可以越来越好。为了健康,一定不能太胖了!

30岁之后减肥更难了

年轻的时候怎么吃都不会胖,如今稍微吃多点就长肉;以前身材就像气球,说瘦就瘦,现在怎么努力减肥都瘦不下来!你是不是也发现减肥变难了?特别是过了30岁之后,体重就变得越来越不受控制。

你有想过这到底是什么原因吗?①基础代谢降低。25岁时,人体的基础代谢率达到顶峰,而从25岁开始,每10年人体的基础代谢率会下降2%～5%,30

岁以后人体开始进入衰老期,并且肌肉的衰竭速度将大于生长速度,这样使得身体消耗的热量越来越少,即使每天照往常摄入同样的热量,也会更容易长胖。②不运动。大多数人常常久坐不动,这样会导致每天达不到基本的运动量,使得摄入热量大于脂肪消耗,那肥肉自然也就找上门了。③长时间饮食不健康。三餐时间不规律、早饭随便应付、吃饭狼吞虎咽、饥一顿饱一顿、暴饮暴食或常吃夜宵等,这些不良的饮食习惯都是导致发胖的原因。④压力大,脂肪囤积。过重的压力会使肾上腺皮质醇指数上升,让你时不时就想吃东西,而摄入过多热量无法被完全消耗掉,就会转为脂肪囤积在体内。另外,很多人喜欢用抽烟的方式来排解压力,但这样容易进一步降低代谢,不利于减肥。

 ## 50 岁之后减肥难上加难

30 岁后都因为各种各样原因让你变得越来越胖,更何况是 50 岁!随着年龄增长,疾病发病情况越来越多,再加上药物的作用、内脏脂肪的堆积,让身体的负担越来越重,怎么可能不发胖!肥胖会加重患病的风险,所以,即使为了健康,也要管住嘴、迈开腿!

 ## 高阶美人修炼法

肥胖的自我按摩方法如下。

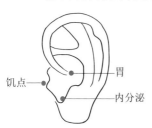

● **耳部穴位——饥点、胃、内分泌** 按摩耳朵上的穴位能够有效抑制食欲,促进身体新陈代谢,从而提高瘦身的效果。饥点可以控制饥饿感,内分泌可延长饱足感,胃能减少腹部脂肪堆积。可用双手食指同时按揉双侧耳部各穴,每次 3～5 分钟,早、晚各 1 次,以穴位局部酸胀为宜。

● **腹部穴位——气海、关元** 气海和关元可调理全身气血,促进胃肠运动,有利于减肥。可用食、中二指同时按揉,每次 3～5 分钟,早、晚各 1 次,以穴位局部酸胀为宜。

● **腿部穴位——足三里、三阴交、丰隆、阴陵泉** 以上各穴均能调和脾胃,促进脾胃的消化吸收功能。丰隆是健脾祛痰、减肥的主要穴位,阴陵泉能温中运脾、利尿消肿,都对减肥很有好处。可用双手食指同时按揉双侧腿部各穴,

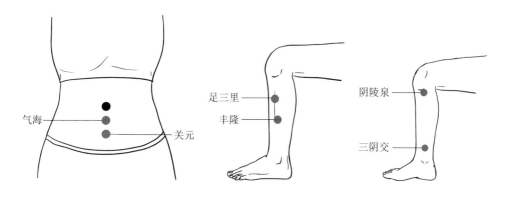

每次 3～5 分钟，早、晚各 1 次，以穴位局部酸胀为宜。

—— 明医建议 ——

可在气海、关元、足三里等穴位艾灸以增强减肥的效果。很多女性的肚子都是冰冰凉的，胞宫寒冷就需要温暖，加上艾灸以后减肥效果会更好，如果以前曾经做过针灸减肥，但效果不明显的女性朋友，不妨试试。每穴艾灸 10～15 分钟，每日或隔日 1 次，以皮肤发红、发热为宜，可用艾条悬灸，也可用灸盒或者随身灸艾灸。

4. 年纪越大越易发胖

✎ 美丽心得

5. 食欲旺盛吃太多

很多女性都担心自己会长胖,不敢吃东西,但是"喝凉水都胖"的人还是很多。吴小姐正好相反,她是无论怎么吃都不胖,但这并不好,因为她总是吃得太多,零食、水果这些都不说,她每顿要吃 4 个馒头或 2 大碗米饭,否则不一会就饿了。别人看到她吃这么多都惊呆了,她吃一顿的量比别的女生一天还要多,问题是她还是非常非常瘦,那她吃那么多到底吃到哪里去了?家人也担心她一直这么吃下去对胃不好,但是她就是控制不住自己的嘴。所以她求助于我,希望通过针灸帮她控制住食欲,至少像个正常女孩子一样。通过针灸治疗,她的食欲明显减少了,少吃也不觉得饿,人也没有变瘦,所以她终于觉得自己像个女生了,不再是"大胃王"和"女汉子"了。

食欲旺盛还是食欲亢进

现代人的食欲越来越发达,食物种类也越来越多,所以容易对食物上瘾。但是吃多了就容易肥胖,肥胖症已经成为人类健康的"杀手"。一般来说,人闲着无事可做的时候就容易吃东西,即使吃饱了还想再吃。但如果突然出现容易饥饿、想吃食物,进食量明显增加,同时身体消瘦,并伴有心慌、乏力现象,要注意是否有内分泌疾病,可以到医院检查血糖和甲状腺功能。

月经前胃口怎么那么好

女性月经前食欲会增加的原因是激素改变影响了肠胃的蠕动,另一明显现象就是经前大便比较干,经后刚好相反。经期前女性体内脂肪降低可能是让女性在经前爱吃甜品的主要原因,所以相对于甜品,对女性更有益的是含淀粉的食物或零食,例如,面包、面条、米、马铃薯等食品,更容易使女性产生饱腹感,满足身体的需求。

如何抑制食欲

饥饿与食欲完全不一样。饥饿感是由体内的刺激产生,胃里没东西时胃就会收缩,如果还不补充食物,就会引发轻微的头晕、发抖及低血糖等症状。而食欲是由外在刺激产生的,如美食漂亮的外表、香喷喷的味道及诱人的颜色等,让你忍不住多吃几口。所以为了身体健康,你应该用意志力改变自己的饮食习惯,不要吃辛辣肥腻、煎炸生冷或过硬过咸过酸的食物,不要暴饮暴食,饮食以八分饱为宜。

高阶美人修炼法

当食欲突袭的时候,应该怎么办呢? 首先应该自己控制尽量少吃,还可以进行自我穴位的按摩。耳朵是人体内脏器官的外在表现,中医认为人的耳廓上很多穴位与大脑控制食欲的中枢相连,通过穴位按摩刺激那些穴位,就能减少食欲,达到减肥的效果。躯体上的穴位也可抑制旺盛的食欲,使肠胃功能减弱,进而达到减肥、控制体重的目的。食欲被自然抑制,对身体是最安全、健康的。

• **耳部穴位——饥点、胃、内分泌、神门** 按摩耳朵穴位能够有效抑制食欲,促进身体新陈代谢,轻松达到瘦身的目的。饥点可以控制饥饿感,内分泌可延长饱腹感,神门能避免压力下进食,胃能减少腹部脂肪堆积。可用双手食指同时按揉双侧耳部各穴,每次 3～5 分钟,早、晚各 1 次,以穴位局部酸胀为宜。

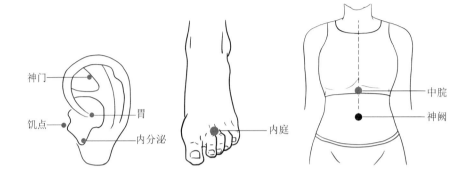

神门

饥点

胃

内分泌

内庭

中脘

神阙

- **内庭** 位于足背,第 2、3 跖骨结合部前方凹陷处。按摩内庭可以清胃火以抑制食欲,可用双手食指同时按揉双侧内庭,每次 3～5 分钟,早、晚各 1 次,以较重的力度,使穴位局部酸胀为宜。

- **中脘** 位于上腹部,前正中线上,脐中上 4 寸。按揉中脘可使胃部产生饱胀感,有效减少饥饿感。可用食、中二指同时按揉中脘,每次 3～5 分钟,早、晚各 1 次,以较重的力度,使穴位局部酸胀为宜。

—— 明医建议 ——

吃东西的时候应该多多咀嚼,每吃一口食物应该咀嚼 2～3 分钟才能够使其充分和唾液搅拌,帮助消化吸收,这样吃东西也能让你吃得更少,身体更健康。

✏ **美丽心得**

好好照顾『大姨妈』

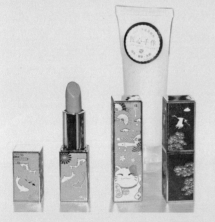

1. 二十几岁就月经不调

红红今年26岁,月经不调已经有一段时间了,而且这个时间不短,不止三五个月而已,起码一年多了,但不是突然出现的,月经是逐渐减少,周期也慢慢开始有点乱了。她周围的朋友、同事都有类似的情况,所以大家都觉得没什么,不正常反而是很正常了。红红最近因为工作挺忙的,有点累,也经常熬夜,月经就更加少,现在少到经期只有三天,有经血的时间也就一天半。她开始有点担心了,毕竟还没结婚,以后还是要生孩子的,要是这么早就绝经了,那可怎么办呀!她自己网上搜索,然后在网上买了一款评价很高的四物汤煮煮喝,喝了半个月觉得好像月经是好了一点,也不知道是不是心理作用。后来她听说艾灸对月经也挺好的,然后又在网上买了一些艾条艾灸,但是烟实在太大了,也并没有坚持多久。就这样,她自己折腾了几个月,月经还是不太好。最近"早更"的话题特别多,所以她就越来越担心,生怕自己年纪轻轻就绝经了。

二十几岁会"早更"吗

女性更年期有年轻化的趋势。很多女生因为种种原因导致卵巢早衰,从而提前出现更年期的症状。但卵巢早衰出现之前还是会有月经不调的信号的,所以,应该在月经不调时就引起重视,积极进行中西医结合治疗。无论是月经量变少、月经周期紊乱、月经期缩短或延长,都是卵巢功能异常的信号,千万不能忽视!

可以补充雌激素吗

盲目地补充雌激素是不对的。首先,补充雌激素不能治本,只能是改善症状,并非改善卵巢的功能;其次,长期大量补充雌激素,不仅会给身体带来一定的不良影响,同时还会使卵巢处于"依赖"状态,当药物停用之后,自身缺乏雌激素的状况可能会更差,甚至有导致卵巢功能更差的可能。

 ## 尽早促排、促孕

卵巢早衰患者经系统治疗,一旦排卵,有希望恢复受孕功能,常采用建立人工周期、促性腺素治疗,使卵泡发育、排卵、妊娠;使用免疫抑制剂,尤其是合并肾上腺功能低下或早衰者;中西医结合治疗,用滋阴降火、补肾活血的方法。如果卵巢功能衰竭,那就无法排卵受孕了,所以当出现卵巢早衰时,一定要尽早促排、促孕。

 ## 高阶美人修炼法

中医认为,卵巢功能早衰的病机与肾水不足、肝阳亢盛有关。肾水不足,常常阴精匮乏,出现一系列的阴虚症状,这与颜面烘热、心烦、睡眠不实、耳鸣等相符合。阴虚往往导致阳亢,肾水不能滋养肝木,自然也会导致肝阳上亢。

- **中医治疗** 可以通过调理气血、化瘀散结、补益冲任,调理女性各脏器功能,使雌孕激素的分泌水平趋于均衡状态,以增强全身免疫力。辨证施治,由内而外,对卵巢早衰引起的痤疮、黄褐斑、月经不调、痛经、闭经等症状,进行排毒、活血、化瘀、美肤治疗;以现代中西医理论指导,进行生活、饮食、精神等调理,用知母、黄柏、龟甲、鳖甲、女贞子、淫羊藿、桃仁、生地、赤芍、当归等中药水煎服。

- **日常食疗**

➢ **服用维生素 C 和维生素 E** 每天服用 90 毫克的维生素 C 和 30 毫克的维生素 E,患卵巢癌的概率就会减少 50%。单纯地依靠从食物中获取是不够的,可以咨询医生适量服用来补充。

➢ **高钙饮食** 每天摄取高钙食物可降低卵巢癌的发生率。据数据显示,每日摄取高钙食物的人会比摄取钙质不足的人降低 46%的卵巢癌的发生率。

➢ **少吃煎蛋** 在对鸡蛋进行油煎的过程中,会导致许多生物活性分解产物的形成,这些产物有很大的细胞毒性作用,尤其会对女性卵巢组织的亲和性造成影响。此外,油煎、油炸的马铃薯和熏猪肉也应少吃。

➢ **叶酸** 常吃富含叶酸的食物的女性,其发生卵巢癌的概率比很少吃叶酸食物的女性将减少74%。叶酸富含于绿色蔬菜、柑橘类水果及全谷类食物中。

➢ **多吃胡萝卜** 有研究显示,每周平均吃5次胡萝卜的女性,其患卵巢癌的可能性比普通女性降低50%。

--- 明医建议 ---

月经量少、月经不规律并不可怕,及时调理和治疗完全可以恢复,千万不要等到卵巢功能完全衰竭时后悔莫及。

✐ 美丽心得

2. 35 岁月经总是拖拖拉拉

小鱼今年 35 岁,结婚 8 年,有两个孩子。她身体一直挺好的,怀两个孩子也很顺利,都是顺产,产后恢复得也很好。但是比起怀孕、生孩子,养孩子、带孩子、辅导孩子更累。自从大女儿上了小学,她真的是几乎每天都要发一次脾气。她工作也忙,到家后一刻不停就要转换角色辅导孩子、做家务,她老公工作也挺忙,能帮她的并不多。所以短短一年的时间,她患了甲状腺结节、子宫肌瘤和乳腺结节,月经也变得不好了,每次要么40～50 天才来一次,要么来了月经就停不了,拖拖拉拉十几天,这让她变得更烦躁,心情更不好,她的生活简直不能再糟糕了!

月经不调

月经不调也称月经失调,是一种妇科常见病,表现为月经周期或出血量的异常,或是月经前、经期时的腹痛及全身症状,病因可能是器质性病变或是功能失常。许多全身性疾病,如血液病、原发性高血压、肝病、内分泌病、流产、异位妊娠、葡萄胎、生殖道感染、肿瘤(如卵巢肿瘤、子宫肌瘤)等,均可引起月经失调。

女性 30 岁以后,卵巢功能开始衰退,性激素正常周期被打乱,则会造成月经失调,表现为周期不准、经量过多或过少、经血色泽紫黑或淡红、经血质地浓稠或稀薄等,月经不调是卵巢功能衰退最早的表现。

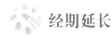 **经期延长**

文前实例中,小鱼的最主要症状是经期延长,经期延长分有气虚型,表现为月经淋漓不净、色淡质稀,伴神疲乏力、心慌失眠、食少、大便稀、舌淡等,治疗宜选用人参归脾丸;也有血热型,表现为月经持续不净、量少色红,伴手足心热、口燥咽干、两颧潮红、舌红苔少,治疗可用止血片合知柏地黄丸。

 情绪异常引起月经失调

情绪异常、长期精神压抑、生闷气或遭受重大精神刺激和心理创伤,都可导致月经失调或痛经、闭经。这是因为月经是卵巢分泌的激素刺激子宫内膜后形成的,卵巢分泌激素又受垂体和下丘脑释放激素的控制,所以无论是卵巢、垂体,还是下丘脑的功能发生异常,都会影响到月经。

 节食引起月经不调

有研究表明,少女的脂肪至少占体重的 17%,方可发生月经初潮,体内脂肪至少达到体重的 22%,才能维持正常的月经周期。过度节食会导致机体能量摄入不足,造成体内大量脂肪和蛋白质被耗用,致使雌激素合成障碍而明显缺乏,影响月经来潮,甚至经量稀少或闭经。因此,追求身材苗条的女性,切不可盲目节食。

 高阶美人修炼法

引起月经不调的病因很多,主要有外感六淫、内伤七情,以及饮食、起居、环境的改变等,其机制与肝、脾、肾及冲任等功能失常,气血阴阳失调有关,与妇女的"血少气多"的生理特点也有联系。穴位按摩可帮助改善月经不调的症状。

• 关元、气海、肾俞、足三里、地机、三阴交　可将两手掌对搓,搓热后,轻轻用掌根以气海为中心按摩关元和气海,可顺时针、逆时针交替,每次 5～10 分钟,以小腹微微发热为宜,也可用艾灸替代,每次艾灸 20 分钟。用两手拇指或食、中二指同时按摩两侧肾俞、足三里、地机、三阴交,每次 3～5 分钟,以局部酸胀发热为宜。

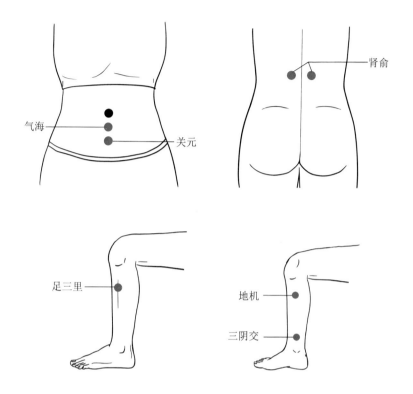

气海

关元

肾俞

足三里

地机

三阴交

── **明医建议** ──

　　经期应注意保暖,忌寒凉生冷刺激,防止寒邪侵体;注意休息,减少疲劳,加强营养,增强体质;经期要注意饮食调理,经前和经期忌食生冷寒凉之品,以免寒凝血瘀而加重痛经;月经量多者,不宜食用辛辣香燥之物,以免热迫血行,出血更甚;应尽量控制剧烈的情绪波动,避免强烈的精神刺激,保持心情愉快;平时要防止房劳过度,经期绝对禁止性生活。

3. 40 岁出现卵巢早衰症状

马女士今年刚刚 40 岁,最近月经出了大问题。因为工作压力大,她总是睡眠时间不足、劳累和熬夜,于是月经紊乱了,她甚至感觉自己会提早绝经。当她去医院检查的时候,遇到了很多同龄人,还有很多更年轻的女性。由于激烈的社会竞争和巨大的工作、生活压力,女性要承受来自工作、家庭、社会的多重重压,常常被压得喘不过气来。其实,她们中的很多人早就患上了各种各样的疾病,但为了生存下去,只能忽视自己的健康。她们为社会和自己的小家付出自己的努力,夜以继日,完全无法休息。近年来,明医常常能遇到 35~40 岁就绝经的女性患者,所以 35 岁以后如果出现了月经紊乱,一定要尽早就医,及时治疗。

月经紊乱是先兆

现在许多人喜欢熬夜,一天到晚都忙个不停,好不容易在深夜有了自己的时间,急需放松一下。但频繁熬夜会造成内分泌紊乱,诱发早衰,而缺乏锻炼和运动量也使病原体更容易乘虚而入,从而影响健康。

卵巢早衰

当代女性经常会熬夜,还有吸烟、喝酒等不良生活习惯,结婚生育的时间也有普遍推迟的现象。所以,有的女性在 40 岁之前甚至在 35 岁时就出现卵巢功能衰退现象,这种现象称作卵巢早衰,卵巢早衰常伴有自身免疫性疾病。卵巢早衰的女性会有烦躁、失眠、月经量少等状况,严重时会导致女性不孕。

 卵巢早衰的症状

卵巢功能早衰会影响雌激素分泌及性功能,影响肤质、肤色和女性三围体态,使女性脸部发黄,体态臃肿,阴道发干,提早进入衰老。人体雌、孕激素缺乏时,新陈代谢发生紊乱,尤其是骨代谢失衡,造成钙流失加速,不仅使女性面临骨质疏松的危险,还增加患心脑血管疾病的机会。卵巢功能早衰影响到自主神经系统功能时,女性还可出现全身潮热、出汗、情绪不稳定等更年期综合征的表现,严重的可发展成抑郁症。女性出现皮肤黏膜缺乏弹性、乳腺萎缩、阴道分泌物减少、外阴萎缩等女性特征提前退化的症状。患者会突然出现闭经,其症状通常表现为经期缩短、月经稀发、经量减少而逐渐闭经。月经周期缩短,少数患者月经周期及经期完全紊乱。阴毛和腋毛会脱落,性欲会低下,阴道的分泌物会减少,性生活的时候会有疼痛的感觉。偶尔会有肠道不适的感觉,大部分患者早期会有腹胀、饮食减少、消瘦等。

常见的治疗方法

年轻女性因长期处于低雌激素状态而发生子宫萎缩、阴道分泌物减少、性交痛,甚至骨质疏松,应及时补充雌激素。卵巢早衰不一定是不可逆的,特别是期望生育的患者,应积极治疗。

- **人工周期治疗方法** 周期性补充雌、孕激素可避免生殖器官上皮萎缩与钙的丢失,而且可保护心血管系统,预防脂代谢变化。
- **诱发卵泡发育法** 在人工周期治疗一个阶段后,再单用小剂量雌激素。
- **免疫抑制剂治疗法** 有肾上腺皮质功能低下者可用皮质醇治疗。
- **中药治疗或中西药结合治疗方法** 这种方法治疗常常具有良好的治疗效果。比较常用的方法为滋阴降火、补肾活血药配合雌激素,以期卵巢逐步恢复功能。

高阶美人修炼法

对于 40 岁左右的女性,中西医结合治疗卵巢早衰是最好的办法。特别是本身有甲状腺结节、乳腺结节的情况下，长期补充雌、孕激素，可能会产生一些不良的后果。而中西医结合治疗则相对安全一些。大家熟知的六味地黄丸，可用于潮热症状轻微者；知柏地黄丸或坤泰胶囊，可用于潮热症状较重者。当然，应该在中医医生的指导下，长期坚持治疗和调理，采用针灸并用中药的方法，效果会更好，一般以 3 个月经周期为 1 疗程，至少应该坚持治疗 1 疗程。平时也可配合自我穴位按摩辅助治疗，效果更佳。

● 关元、气海、肾俞、足三里　可将两手掌对搓，搓热后，轻轻用掌根以气海为中心按摩关元和气海，可顺时针、逆时针交替，每次 5～10 分钟，以小腹微微发热为宜，也可用艾灸替代，每次艾灸 20 分钟。用两手拇指或食、中二指同时按摩两侧肾俞、足三里，每次 3～5 分钟，以局部酸胀发热为宜。

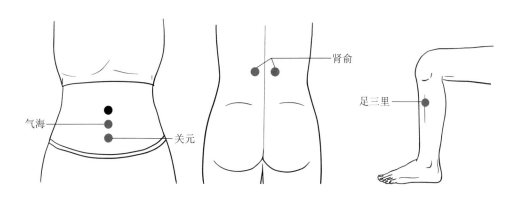

4. 45 岁便绝经

 明医小话

　　孙女士今年 45 岁,月经说没就没了。其实之前她月经一直挺好的,非常准时,每次都是 28 天一次,每次 3～5 天。当然,到了 40 岁以后,她的月经量比以前少多了,但是大家都这样,她也没在意。这次她已经 3 个多月没来月经了,而且一点来的迹象都没有,难不成是要绝经?她才 45 岁,月经没了正常吗?她去医院检查,医生了解了她的情况,让她查一下激素水平,如果后面查出来激素水平低,有可能提前进入更年期,看她是否需要调整激素水平。一般来说,也有 45 岁进入更年期的,医生告诉她不要过度紧张,因为情绪因素也可以造成内分泌紊乱从而造成月经停止。

绝经多在 55 岁之前

　　女性的生育力在 30～35 岁即开始下降,接近 40 岁时明显下降。女性 40 岁以后,随着卵巢功能的减退,有可能绝经。很多女性 40 岁以后会出现月经量的减少、月经周期的延长。随着年龄的增长,这个现象越来越重,月经量会越来越少,月经周期会越来越长,慢慢地进入绝经的状态。一般绝经在 55 岁之前完成。

　　45 岁例假突然没了一般是绝经的表现,一般来说,女性在 50 岁左右绝经,45～53 岁之间绝经都属于正常范围,不需要特殊干预。当然也需要除外妊娠以及内分泌疾病,必要时要进一步除外异位妊娠、胚胎停育等特殊情况,也要检查女性性激素六项和甲状腺功能,除外多囊卵巢综合征、高泌乳素血症、甲状腺功能异常等特异情况。

在卵巢生殖功能衰退的同时，内分泌功能也衰退，表现为卵泡发育中合成分泌的性激素（主要是雌、孕激素）的变化。首先是孕激素的下降，40岁左右，卵泡发育的程度不足，可能表现为孕酮的相对不足。卵泡发育不充分的程度增强，可以导致无排卵，发生孕酮绝对不足。随后，随着卵泡数的减少，发育不足，产生和分泌的雌激素（主要是雌二醇）的总量逐渐减少；在绝经过渡期，由于无排卵导致孕酮不足时，卵泡发育生成的雌二醇可能不缺乏，若卵泡发育的数目多、程度高，雌二醇甚至相对过多。绝经后卵泡不发育，基本不产生雌二醇。如果血卵泡刺激素明显升高，一般是绝经的表现，如果血雄激素明显升高，一般是多囊卵巢综合征的表现。若泌乳素明显升高，是高泌乳素的表现，要做出区别和处理。

更年期的常见症状

月经紊乱、失眠、潮热出汗、情绪改变、周身肌肉关节疼痛等，都是更年期常见的症状。随着体内雌激素的下降，骨量呈陡坡式快速丢失，血脂改变会进而引发心脏病等心血管疾病。除此之外，绝经后雌激素水平下降，导致盆底组织松弛，严重时可能影响生活质量。

一些更年期症状往往被误解为中老年妇女自然老化的生理现象或个人心理问题，即便少数妇女因更年期综合征而就医，去妇科就诊的也少，大多数人去的是内科、泌尿外科和骨科等。

绝经期极早提前者，常常伴随雌激素水平降低，对绝经后的健康产生重要影响。绝经时间较早是心血管疾病、骨质疏松症和卵巢肿瘤的高度危险因素，并使病死率增加。

绝经后，外阴失去大部分胶原、脂肪和保留水分的能力，腺体萎缩、分泌减少，皮脂分泌也减少，皮肤变薄、干、易裂。阴道缩短、变窄、皱褶减少、壁变薄、弹性减弱、分泌减少，早期呈现充血性改变，壁脆易受伤和出血，有弥漫性或散在瘀斑，晚期颜色苍白、粘连带增多。

高阶美人修炼法

尽可能地延缓女性绝经的年龄，西医的治疗方法是绝经后如果还想来月经,可以建立人工月经周期,前半期单纯用雌激素,后半期是雌激素加孕激素,缓解潮热、多汗症状,同时模仿自然月经周期,把药停掉就会来月经。这种方法虽然可以让月经来潮,但有一定的不良反应,比如会增加乳腺癌的发生概率,所以目前很少应用,只用于40~45岁之前绝经的女性。45岁之后绝经属于生理现象,不建议使用雌、孕激素,绝经之后会有更年期症状,对于更年期症状,可以采用中医的方法进行治疗,疗效很好,不良反应也小。

穴位按摩可以辅助治疗,可以参照如下方法进行自我穴位按摩。

● 关元、气海、肾俞、足三里、三阴交、太冲、涌泉　可将两手掌对搓,搓热后,轻轻用掌根以气海为中心按摩关元和气海,可顺时针、逆时针交替,每次5~10分钟,以小腹微微发热为宜,也可用艾灸替代,每次艾灸20分钟。用两手拇指或食、中二指同时按摩两侧肾俞、足三里、三阴交、太冲、涌泉穴,每次3~5分钟,以局部酸胀发热为宜。

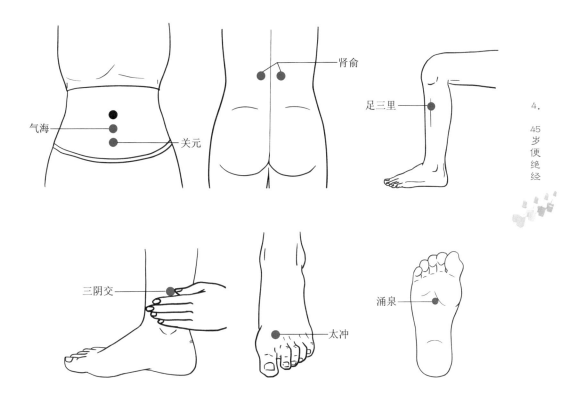

长期口服中药汤剂,配合针灸穴位治疗,对延缓绝经有一定的效果。

—— 明医建议 ——

　　完全绝经后的女性通过饮食一般不能恢复月经,但可以在绝经之前通过饮食调理,如吃活血化瘀的食物(桃仁、山楂、桂圆等)、多进食含有植物性雌激素的食物(例如大豆、豆浆、蜂王浆等),有一定的促进月经恢复的作用。注意休息,避免过度劳累,还要保持平和心态,情绪波动不宜过大,保持良好的生活习惯,并定期到医院检查身体,了解身体情况。

美丽心得

5. 工作压力影响月经

今年 30 岁的女孩小邱,青春靓丽,工作出色,在单位负责的也是非常重要的项目。她平时工作压力太大、太忙了,完全没有自己的时间,人就像陀螺一样,一刻不停地旋转着。她感觉自己最近几个月情绪越来越不好,动不动就想发火,有时候感觉身体一阵冷、一阵热,经常腰酸背痛,睡眠也越来越差。最让她担忧的是,月经已经好几个月没来了,虽然之前就发现月经量越来越少,时间也越拖越久,但还是 2~3 个月能来一次月经的。但随着公司新项目的开启,她就再没有来过月经,这到底是怎么了?

工作压力大导致突发性卵巢功能早衰

现代的女性处于激烈的竞争中,精神压力过大,长此以往,会引起自主神经功能紊乱,影响人体内分泌调节,以致卵巢功能过早衰退,雌激素的分泌减少,使更年期提前到来。抽烟、喝酒等不良的生活习惯也会导致卵巢早衰,因为香烟中的尼古丁和酒中的酒精都会干扰正常的月经而导致月经紊乱。

请你对照下表的问题,判断自己卵巢功能的情况。

卵巢功能自我诊断评分表

症状表现	程　　度		
月经不调 (基本分 4 分)	无(0 分)		经常,量少或量多,经期缩短或延长(2 分)	闭经(3 分)

症状表现	程 度			
失眠 （基本分2分）	无（0分）	偶尔（1分）	经常，服安眠药有效（2分）	影响工作、生活（3分）
易激动 （基本分2分）	无（0分）	偶尔（1分）	经常，能克制（2分）	经常，不能克制（3分）
感觉障碍 （基本分2分）	无（0分）	与天气有关（1分）	平常有冷、热、痛、麻木感（2分）	冷、热丧失（3分）
皮肤改变 （基本分2分）	无（0分）	失去光泽、皮肤干燥（1分）	色斑、皱纹（2分）	皮肤干瘪，黄褐斑（3分）
潮热出汗 （基本分4分）	无（0分）	＜3次/日（1分）	3～9次/日（2分）	≥10日（3分）
抑郁及疑心 （基本分1分）	无（0分）	偶尔（1分）	经常，能控制（2分）	生活信念（3分）
眩晕 （基本分1分）	无（0分）	偶尔（1分）	经常，不影响生活（2分）	影响日常生活（3分）
疲乏 （基本分1分）	无（0分）	偶尔（1分）	上四楼困难（2分）	日常活动受限（3分）
骨关节痛 （基本分1分）	无（0分）	偶尔（1分）	经常，不影响功能（2分）	功能障碍（3分）
头痛 （基本分1分）	无（0分）	偶尔（1分）	经常，能忍受（2分）	需要治疗（3分）
心悸 （基本分1分）	无（0分）	偶尔（1分）	经常，不影响生活（2分）	需要治疗（3分）
皮肤蚁走感 （基本分1分）	无（0分）	偶尔（1分）	经常，能忍受（2分）	需要治疗（3分）
泌尿系感染 （基本分2分）	无（0分）	＜3次/年（1分）	＞3次/年（2分）	＞1次/月（3分）
性生活状况 （基本分2分）	无（0分）	性欲下降（1分）	性交痛（2分）	性欲丧失（3分）

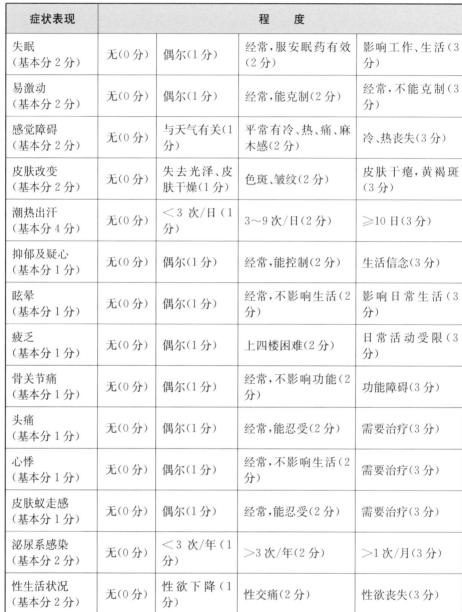

评分计算方法是各症状的基本分与程度评分的乘积之和。总评分高于8分表示卵巢功能开始衰退，高于19分表示卵巢功能衰退严重，31分以上表示卵巢功能衰退的症状非常严重。

高阶美人修炼法

● **保持心情舒畅** 操劳的女性要尽量保持精神振奋、心情舒畅。当前,女性由于工作过度紧张、压力太大而出现卵巢早衰的现象已屡见不鲜。女性们既要以积极的心态对待更年期及老年期的到来,消除无谓的忧虑与恐惧感,又要在一旦出现某些不适应时,采取积极有效的应对方法,还要善于从家人那里得到同情、安慰与鼓励。

● **坚持锻炼** 通过运动增强体质是女性保持旺盛活力的重要途径。强健的体魄能保持全身各器官系统的功能健康与协调、神经与内分泌系统功能良好,自然地延缓卵巢功能衰退。

● **穴位按摩——太冲、三阴交、关元、肾俞、地机** 太冲位于足背侧,在第一、二跖骨结合部之前凹陷处;三阴交在小腿内侧,在踝关节上 3 寸;关元位于前正中线,脐下 3 寸处;肾俞位于人体的腰部,当第二腰椎棘突下,左右旁开 1.5 寸处;**地机**在阴陵泉直下 3 寸,当阴陵泉与三阴交的连线上,胫骨内侧面后缘。可用拇指或食、中二指按摩以上各穴,每天早、晚各 1 次,每穴每次按摩 3~5 分钟。

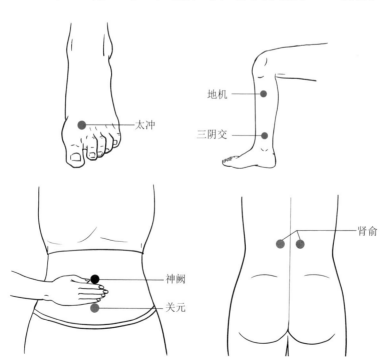

注意饮食调理,保证摄入足够的营养成分,可适当多吃一些富含优质蛋白质、B族维生素、叶酸、铁、钙等营养物质的食物,如鸡蛋、猪肝、牛奶、豆类及其制品、新鲜蔬菜、蘑菇、木耳、海带、紫菜、鱼类等。同时还要保持饮食清淡,不要过腻、过咸、过甜;饮食有规律、按时进餐,不暴饮暴食。

美丽心得

6. 减肥把月经减没了

　　王小姐今年26岁,身高165厘米,体重110斤,除了大腿有点胖,别的地方一点也不胖,就是骨架有点大,但是她对自己的身材非常不满,她觉得"好女不过百",男性都是"视觉动物",不瘦一点,怎么才能找到好的男朋友呢? 所以她一直在减肥的道路上努力,但是总不能达到理想的体重,于是她经常节食减肥。现在她好不容易瘦到了102斤,但却觉得自己天天都没什么力气,整个人无精打采的,好像很虚弱,而且月经也特别不准,近一年来都是2～3个月才来一次,每次从头到尾不过3天,月经量也少得可怜。直到她发现这次月经她只需垫护垫就可以应付了,她开始慌了。毕竟还没结婚,以后还要生孩子,月经要是都没了可怎么生! 她特别想知道到底月经失调、月经量少和减肥有没有关系? 难道就没有安全的减肥方法吗?

过度减肥会导致卵巢功能衰竭

　　卵巢早衰是指由卵巢功能衰竭所导致的40岁之前即闭经的现象。原发或继发闭经伴随血促性腺激素水平升高和雌激素水平降低,并伴有一系列不同程度的低雌激素症状,如潮热多汗、面部潮红、性欲低下等。

　　过度减肥导致体内脂肪急剧降低,当脂肪比例过低时就会影响体内雌激素的水平,因为合成雌激素的主要原料为脂肪,体内脂肪不足,导致雌激素合成不足,雌激素减少又会引起月经紊乱,甚至出现闭经,而非正常闭经又会抑制卵巢的排卵功能,容易造成卵巢功能早衰。若治疗不及时,甚至会造成不孕。卵巢早衰又会加重月经紊乱,如此形成恶性循环。

 ## 卵巢功能一旦衰竭,很难恢复正常

患有卵巢早衰且还没有生育的女性,都非常渴望通过治疗恢复自己的卵巢功能。但遗憾的是,卵巢功能一旦衰竭,是无法恢复的,如同人类的生老病死一样无法阻挡。因为卵泡的数量是天生注定的,消耗掉就不能再生。研究发现,50%的卵巢早衰患者会出现间歇性的排卵现象,特别是年轻患者,在使用纯天然激素进行人工周期治疗时,有可能激发排卵,但这绝不是高概率事件。

 ## 即使再爱美,卵巢健康第一位

卵巢早衰不仅会影响经期,还会令阴道干燥,影响性生活,还会导致骨骼疏松,影响心脏功能,使更年期提前,更重要的是使皮肤松弛,更易衰老。即使卵巢早衰情况不是十分严重,治疗卵巢早衰的时间也很漫长,有些患者需要数年时间才能保持稳定体重,月经才会再次出现,而再次出现的经期也不一定稳定,需要不断地治疗及维持,才能保持正常月经周期。

 ## 高阶美人修炼法

- **穴位按摩——关元、气海、足三里、三阴交、肾俞、太溪** 这些穴位都是有补气血、补肾作用的,只有气血充足、肾精充盛,月事才能"以时下"。关元、气海在任脉上,与冲脉、督脉相关,主调生殖功能与月经,是调经必用的穴位;足三里可以调理脾胃,促进气血的化生,让经血得以持续;三阴交与肝、肾、脾三阴经相关,对调节月经有很好的作用;肾俞、太溪主调肾精、肾气,帮助恢复月经。可将两手掌对搓,搓热后,轻轻用掌根以关元为中心按摩,可顺时针、逆时针交替,每次5~10分钟,以小腹微微发热为宜。用两手拇指或食、中二指同时按摩两侧足三里、三阴交、肾俞、太溪,每穴3~5分钟,以局部酸胀发热为宜。
- **艾灸** 可用艾条悬灸或用灸盒艾灸,施灸部位同以上按摩穴位,以穴位局部发红、发热为宜,若热感能向深部渗透则效果更好,每次艾灸时间30分钟左右。
- **食疗** 红糖、当归、黄芪、干姜等都可以帮助调理月经,可用来泡水或煲

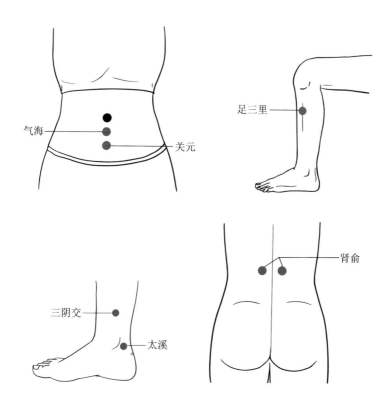

汤。四物汤、八珍汤、温经汤都是常用的中药方剂。

6.
减肥把月经减没了

—— 明医建议 ——

　　最好在发现卵巢早衰的第一时间寻求医生的帮助,采用中西医结合的方式进行干预和治疗,尤其是中药和针灸的作用是非常显著的,可同时进行,尽快挽救早衰的卵巢。

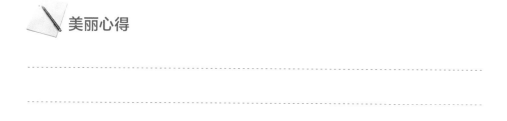

美丽心得

秘诀六

不做『冰』美人

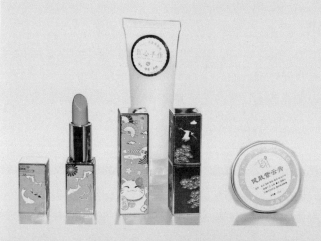

1. 女人很容易手脚冰凉

小张一直手脚冰凉,即使是三伏天,手脚依然是凉的。但是她年纪不大,身体也不差。据她了解,她的很多同学或多或少都有手脚冰凉的情况,只是都没有她这么严重,很多人同时也有小肚子凉、经常痛经的情况。小张也有很严重的痛经,每次都要吃止痛片,现在甚至有一点止痛药也控制不住的趋势,所以她特别痛苦,她的身体为什么会这么寒?手脚为什么这么冰凉?有什么办法可以帮助她?

女性手脚冰凉的原因

大多数手脚冰凉是由于虚寒导致的。有些女性朋友一直很注意养生,在冬季的时候仍然会出现手脚冰凉的情况,严重的人一年四季都会觉得手脚冰凉,这些都是很多原因引起的,其中最重要的就是自身体质的不同。手脚冰凉的原因主要有以下两点。

● **气血虚弱** 气血对女性十分重要。气血虚弱的女性,面部白皙,没有气色,看起来就很虚弱。特别是月经期间,一动身体就容易出汗,这种情况是很明显的气血虚弱的情况。因为身体中的血液不能及时输送到手脚等地方,长期下去就容易引起手脚冰凉。夏季的时候还不是太明显,在冬季气候寒冷的时候,这种情况最为明显。

● **阳气不足** 对于女性来说,经常吃一些寒冷的食物容易损害脾胃,影响消化功能,而这些小小的行为都会损伤女性的阳气。尤其是在身体长期处于疲惫、困乏的情况下。女性阳气不足,也容易造成手脚冰凉的情况。

生理期更容易手脚冰凉

女性朋友每个月总有那么几天,身体会非常不舒服,还容易出现宫寒的迹象。出现宫寒就是女性不注意保养身体的一种表现,对于多数的女性来说,不管是在夏季还是冬季,都需要时刻保养好自己的子宫,避免给自己的身体带来伤害。子宫温暖了,代表着你的身体气血充盛,这样才有足够的气血可以到达四肢,让手脚温暖起来!

高阶美人修炼法

- **穴位按摩**——神阙、关元、气海、足三里 这些都是有温补作用的穴位。神阙、关元、气海在任脉上,与冲脉、督脉相关,主调生殖功能与月经,也有很好的温暖身体的作用;足三里可以调理脾胃,促进气血的化生,让身体更加温暖。可将两手掌对搓,搓热后,轻轻用掌根以神阙为中心按摩,可顺时针、逆时针交替,每次5～10分钟,以小腹微微发热为宜。用两手拇指或食、中二指同时按摩两侧足三里穴,每次3～5分钟,以局部酸胀发热为宜。

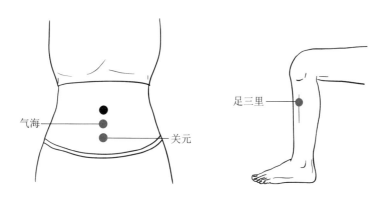

气海

关元

足三里

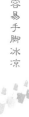

- **艾灸** 可用艾条悬灸或用灸盒艾灸,施灸部位同以上按摩穴位,以穴位局部发红、发热为宜,若热感能向深部渗透则效果更好,每次艾灸时间30分钟左右。

- **食疗** 温热类的食物都可以吃,但是也不能过多食用,否则有可能导致上火,一切还是以身体的舒适与否来决定。喜欢喝茶的话,可以喝红茶,可以加入大枣、枸杞、桂圆。但是如果本身属于下寒上热,或者有内热却四肢寒冷的体质情况,也可以适当加入一些清心火或者滋阴的食物,如梨、百合、淡竹叶、石斛、玉竹等。

美丽心得

2. 手脚冰凉还有内热

　　小花今年25岁,比较瘦,常常会口干,平时气血也不足的样子,总是不那么精力充沛,也很容易疲劳,感冒发热也是常有的事,大家都说她体质挺差的。她不光脸色有点黄,手脚也黄,有一种不健康的气色。她也学着别人减肥,明明已经很瘦了,还非要再瘦一点,所以在不间断地节食减肥之后,她脸色更差了,也自觉更虚弱了。她从小一直比较怕冷,手脚经常是冰凉的,即使在夏天也热不起来,按理说她应该是体寒之人,但她舌尖是红的,舌底也是红的,睡眠不好,心火旺,梦也特别多,睡眠很浅,常常睡不足。她还经常容易烦躁,还有心慌、胸闷的症状。所以她不是完全的体寒,属于寒和热都有的情况。

内热外寒

　　阴虚生内热,阳虚生外寒。阴虚内热时肝火、心火比较旺,会出现双手心、双脚心、心前区的"五心"烦热。阳虚外寒时,温煦失职,会出现面色㿠白、畏寒怕冷、手脚冰凉、小便清长、大便溏薄。所以,很多内热外寒的人不管冬夏,四肢都特别凉,舌头上经常长疱,便秘,脸上经常长痘痘,皮肤发暗,睡眠也不好,喝再多的水也口干舌燥。口干的原因,一方面是阳气不足,水液蒸腾失职,津液不能上呈,故会口干;另一方面,体内有湿热淤积,阳气不能外达,不能温养四肢,故会出现肢冷、津液不能上呈,湿热郁久耗伤津液同样会出现口干。从西医的角度讲就属于内分泌失调。

- **饮食调理** 外寒内热的患者可以食用一些寒凉性的食物,如黄瓜、绿豆、新鲜蔬果等,不要食用温热性质的食物,比如羊肉、韭菜等,以免让内热更重。

- **药物调理** 通过清热解毒或者健脾除湿的中成药进行调理,如桂附地黄丸或者附子理中丸。也可以经常用艾草泡脚,缓解外寒内热引起的症状。在调理期间需要增强自身的抗病能力,做好自身的保暖工作。

- **穴位按摩——关元、三阴交、太冲、足三里、涌泉** 关元位于前正中线,脐下 3 寸;三阴交位于小腿内侧,内踝骨的最高点往上 3 寸处;太冲位于足背侧,第一、二跖骨结合部之前凹陷处;足三里位于小腿前外侧,犊鼻下 3 寸,距胫骨前缘一横指(中指);涌泉位于足底,屈卷足时,在足心前三分之一的凹陷中。可用双手食指同时按揉双侧各穴,每穴 3~5 分钟,早、晚各 1 次,以穴位局部酸胀为宜。

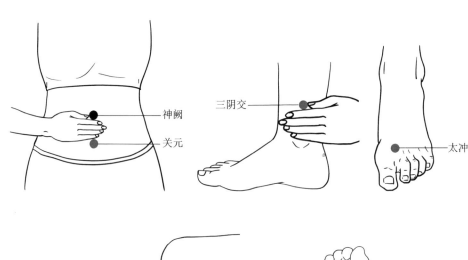

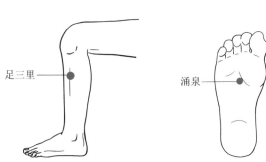

　　长期外寒内热的人,不要长时间处于炎热的环境之中,要注意避免阳光直射,做好相应的防晒措施。平时可以多饮水、喝点绿茶,使体内的热量排出体外。还可以晚上用热水泡脚。可用玉屏风散、补中益气丸、八珍颗粒益气养血治疗。避免劳累、熬夜及受凉,保持情绪舒畅。饮食起居要规律,避免摄入辛辣、油腻、烧烤等刺激性食物,忌烟酒。适度锻炼身体,增强体质。

美丽心得

2.
手脚冰凉还有内热

3. 虚寒体质不易孕

明医小话

　　徐小姐从小就挺怕冷的,月经初潮之后,她特别容易痛经,严重到在床上打滚,甚至影响上学。她的妈妈带她去看了很多医生,大多是开点止痛片或益母草冲剂之类的,还是有点效果。但是徐小姐长大后,她发现自己简直手脚冰凉到不正常,她经常睡了一整晚,到早上起来手脚还没暖热;三伏天别人都热得不行,她还可以穿长裤、长袖,并且手脚还是凉的。特别是婚后3年,在没有避孕的情况下,她竟然一次都没有怀过孕,近两年虽然在认真备孕,可还是毫无孕相,这让她心烦不已。她的身体到底是怎么回事呢?

虚寒性体质

　　徐小姐的情况其实归根结底是体质问题,她是属于虚寒型体质,也就是中医九种体质中的阳虚型体质。中医认为,人体为一个平衡的机体,体内阴阳处于平衡状态,若由于各种原因导致机体阴阳失衡,将导致机体出现各种疾病,阳虚为其中较常见的。

　　最典型表现为肢体发凉、怕冷,比如夏天炎热时别人穿短袖,此类患者穿着稍厚,否则将感觉浑身发凉,且平时不敢吹空调,总感觉小腹部位发凉,必须饮用热水。若饮用温度稍低的水或饮料,则肚子发凉的症状将加重,甚至出现腹痛、腹泻等表现。有时即使未饮凉水,大便也较溏稀、不成形。

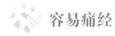 ## 容易痛经

对于很多女性而言,除了手脚冰凉,平时还会气色差、小腹经常疼痛、喜暖、痛经、白带多并且还有一股腥味,经期时常推后,月经量少、颜色偏暗,舌头边缘有齿痕、舌苔发白等,"寒则不通""寒则凝滞",因此,这类女性常常痛经,月经颜色较深,血块也会比较多,也更容易出现子宫肌瘤的情况。

容易宫寒不孕、胎停育

宫寒可以引起不孕。宫寒表现为下腹寒凉、月经失调、经量较少等。宫寒可以引起内分泌失调,导致输卵管蠕动异常,进一步影响精子和卵子的结合,还可以导致月经后期、经量减少、经期下腹隐痛等症状,导致不孕。宫寒影响受精卵着床,会导致早期的流产。宫寒还会影响胚胎在子宫内的生长发育,导致孕期2～3月胎停育。因此,宫寒与不孕有较为密切的关系。所以女性在备孕之前,要通过自我保健和调理,改善宫寒的症状,这样无论是受孕、胚胎着床,还是胚胎生长发育,都会比较顺利。

高阶美人修炼法

● **穴位按摩和艾灸** 可在关元、气海、足三里、涌泉等穴位进行自我保健按摩和艾灸。可用右手的食、中二指按摩关元、气海,每天早、晚各1次;用双手的拇指或食、中二指按摩足三里,每天早、晚各1次;用双手的拇指或食、中二指按

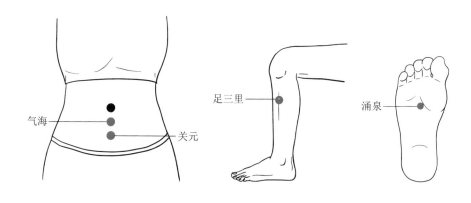

摩涌泉,也可两脚对搓足底,每天早、晚各 1 次。上述四个穴位都是调理气血、温补元气的穴位,隔日一次可在上述穴位进行艾条悬灸,每穴每次灸 8～10 分钟,以穴位局部发红、发热、热量渗透入内为宜。

● **泡脚** 可用艾叶 9 克、干姜 6 克、杜仲 12 克水煎泡脚,每 3 日 1 次,每次 25～40 分钟。泡脚时最好水量没过小腿,在泡脚的过程中能明显感受到热量从小腿上传到大腿甚至小腹。若痛经并伴有血块,可加红花 3 克。

—— 明医建议 ——

手脚冰凉的女性,平时应注意不要受寒,不要穿露出脖子、脚踝的衣裤;尽量不吃寒凉、生冷的食物,海鲜类食物尽量热食。

✎ 美丽心得

4. 下身凉上身热，还容易爆痘

王小姐是一位身材好、气质佳的大美女，168 厘米的身高加上大长腿，光是一个背影就能俘获无数男士的心。就是她的脸有时会"一言难尽"，常常严重爆痘，爆到满脸都是，特别是嘴唇周围、下巴处和脸颊，不仅爆痘，而且皮肤还又红又肿。这让她的颜值大打折扣，也是她最郁闷的事情。但有一点她想不通，她的皮肤常常那么红、那么肿，给人一种"火气"很大的感觉，而她完全不觉得自己有"火气"，她的脚一直特别凉，好像从来没有暖过，这也太奇怪了吧！

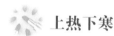

上热下寒

上热下寒是中医中的一种证型，中上焦积热或郁热，而下焦有寒湿之气。心主火，位居人体的上部，好比天上的太阳；肾主水，位居人体的下部，好比地上的河流。正常情况下，心火借助胃气的下降，向下沉降以温煦肾阳，人就不会因肾阳不足而畏寒、痛经、腹泻、腿脚冷等；肾水借脾气的升发，向上升腾以济心火，人就不会因为心火亢盛出现红肿热痛、心情烦躁等问题。

经常熬夜、饮食结构不合理，经常食用生冷、油腻、海鲜类的食物，或者经常吸烟、饮酒，都会耗伤身体的阳气。阳气在全身消耗以后，上焦郁热而出现气机不畅，下焦出现寒积的症状。上热不能下暖于下焦，而下焦的寒气不能被全身的阳气所温煦，就会出现上热下寒的症状。

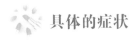

对于上热下寒的人来说，一般会出现下述的一个或多个症状。

上热：口腔溃疡、舌疮、牙疼、腮肿、流鼻血、口干、口苦、咽痛、头晕、头胀、头痛、汗出、慢性中耳炎、目赤红肿、眼干眼涩、青春痘等问题。

下寒：怕冷、怕风、肚腹不温、经常拉肚子、腰膝酸冷、女性痛经、男性阴囊冰冷潮湿、脚冰凉、饮食耐温不耐寒。

 高阶美人修炼法

- **适当运动**　之所以越来越多的人会出现上热下寒的症状，除了熬夜劳神、恣情纵欲、饮食生冷、露体受寒等因素之外，久坐久卧、缺少运动同样是不可忽视的一大原因。运动不足，经脉的运行自然会逐渐下降，接着会导致阳气生发不畅、郁闭阻塞。此外，养生功法中的"摇头摆尾去心火"和"双手攀足固肾腰"两式对上热下寒的症状也有帮助。

- **泡脚降火**　若畏寒、四肢不温明显，可取艾叶 15 克，桂枝 10 克，吴茱萸 10 克，加入适量清水煮沸 20 分钟，晾至水温 42 ℃左右，水面超过脚踝 3 厘米左右泡脚，时间控制在 20 分钟，以微微出汗为宜。边泡脚边用双手搓后腰的肾俞，效果更佳。泡完之后再搓搓脚底的涌泉，以滋养肾水。

- **自制肉桂小米饭**　取肉桂 6 克，磨成细粉；小米 150 克，蒸至烂熟。食用时将肉桂粉均匀撒在小米饭上，拌匀，当作主食吃。肉桂能补火助阳、引火归元，小米可以养肾气、去脾胃之热、益气。

- **艾灸**　取神阙、关元、三阴交、涌泉等穴位，每个穴位按摩 3～5 分钟，早、

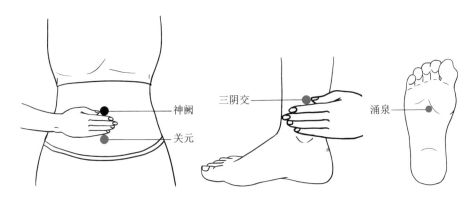

晚各 1 次,以穴位局部发热为宜,同时可艾灸 10 分钟左右,隔日 1 次,坚持 1 个月以上。

美丽心得

4.
下身凉上身热,还容易爆痘

手作 DIY，天然添趣添美丽

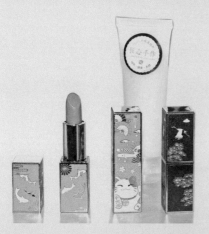

手作前你需要知道的

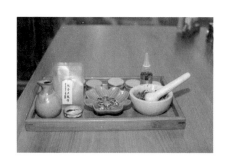

也许你经常会使用中药来治疗疾病、调理身体，但对中药成分的美容护肤品却心存顾虑。其实，只要掌握一些基本的中草药知识，了解一些手作护肤品的基础知识，就可以自制一些简单的中草药护肤品。亲身参与制作的过程，更能清楚地了解其中的成分，运用容易取得且营养丰富的油脂及天然原料，为自己设计合适的配方，能为肌肤带来健康，改善各种问题肤质，得到超乎想象的养颜、美颜效果。

 ## 手作第一步——消毒

手作中消毒是第一步，也是至关重要的一步，如果消毒工作没做好，就会使手作护肤品的保质期大大缩短，更容易腐坏、发霉及变质。消毒时使用的酒精需要选择 75％ 的医用酒精，也可以使用消毒柜或者紫外线消毒灯管。

消毒时，首先应将盛装手作护肤品的空盒、空管、空瓶，制作时需要用到的玻璃烧杯或加工容器、玻璃棒或搅拌棒用清水冲洗干净后，倒入适量酒精使其被充分浸泡，10 分钟后取出，自然晾干，20 分钟左右酒精会自然挥发。若使用消毒柜或者消毒灯管，按使用说明进行消毒。

> **注意：**很多盛放护肤品的空盒、空管、空瓶遇热容易变形或变质，导致不能使用，切记不可使用高温消毒。

热制法和冷制法

热制法是将油脂及乳化剂隔水加热,可以加入精油、中草药提取液、药油等,制作原料中若有可可脂、蜂蜡等固态油品,也要隔水加热成液态油脂以方便制作。但热制过程不需要过度加热,所以不会破坏油脂的养分。

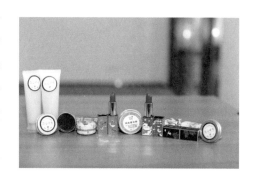

冷制法配方中有软油,不需要加热,直接将油脂与冷作型乳化剂混合,再加入适当的纯水或芳香纯露混合均匀。也可加入精油来提升功效及香气,操作方便、简易。

热制法常用来制作乳霜类的产品,如护手霜、精华霜、眼霜,成品质地较为浓稠绵密,擦起来很滋润,适合干燥及老化肌肤的人使用。冷制法一般常用来制作乳液类或卸妆产品,如卸妆油、身体乳液、护手乳,乳液的质地不会太过黏腻,很好吸收,涂抹时清爽有水润感,很适合中性肌肤的人使用。

油膏类手作护肤品

日常护肤中,油膏类护肤品主要有润唇膏、口红、护手霜以及各种油膏类的中草药养颜膏。<u>主料选择植物油脂或动物油脂</u>。例如:润唇膏一般由油脂、蜡质、香料、防腐剂构成。油脂和蜡质占 90％ 左右,主要作用是保湿锁水形成保护性屏障,如凡士林、蜂蜡等。**油脂中最安全的是植物油和动物油脂**,如葵花籽油;**<u>最不安全的是矿物油</u>**,矿物油经深加工后提取的化妆级白油,是采用加氢原料经过深度精制后得到。适用于化妆工业,可作发乳、发油、唇膏、面油、护肤油、防晒油、婴儿油、雪花膏等软膏和软化剂的基础油。化妆级白油可用作抗静电剂、柔润剂、溶媒、溶剂,可增加湿润感,但长期应用矿物油会促使肌肤愈来愈干,还会造成依赖性,严重威胁肌肤健康。

蜂蜡作为润唇膏中乳化剂、黏合剂,可使唇膏呈固态状。蜂蜡来源于蜂巢,不仅可以滋润肌肤,而且非常安全。不安全的乳化剂有地蜡或微晶蜡,若纯净度不高,可能造成肌肤刺激或过敏,也可能造成唇炎。在润唇膏中添加**维生素E**

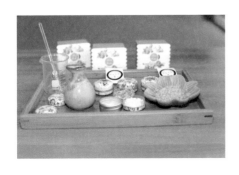

是为了防腐。防腐剂属于致敏原,因此,采用维生素 E 作为唇膏的防腐剂更为安全。

润唇膏中一般都会加香料,安全的香料一般是纯天然植物精油,不太让人放心的是人工香精。二丙酮－3(BP3)是一种防晒成分,现在一些有防晒功能的润唇膏中也会添加。对这种成分过敏的人,使用后唇部会发痒,还可能引发口周炎,所以皮肤敏感的人尽量不要使用。

 乳霜类手作护肤品

我们更常使用的其实是肌肤比较容易吸收的乳霜类护肤品。乳霜中必不可少的媒介是**乳化剂**。乳化剂是油和水的媒介,可以使油脂和水融合成为乳液或乳霜,运用油脂达到护肤的功效。乳化剂的用量必须注意,若添加太多,做出的成品可能会太过浓稠黏腻,而造成使用上的不适感。乳化剂的种类繁多,一般可分为两大类,使用冷制法制作时,可以选择冷作型乳化剂(又称简易乳化剂);如果使用热制法制作时,则可以选择热制作型乳化剂(又称植物乳化剂)。常用乳化剂有:卵磷脂乳化剂、水溶性橄榄油乳化剂、卸妆油乳化剂、小麦乳化蜡、优榄液晶乳化蜡、护肤素乳化蜡、护发素乳化剂、椰子乳化蜡等。

 爽肤水类手作护肤品

水是制作护肤品最重要的原料之一,不建议使用自来水或是开水,因为其中含有不确定的杂质及矿物质,做出的护肤品性质较不稳定,容易酸败。可以使用化妆品专用的去离子水(蒸馏水)或纯水制作,也可以用纯露来制作,除了能保留原本纯露植物精华的功效,手作的护肤品还可拥有一股芬芳的香气。洋甘菊、橙花纯露有助敏感性肌肤、保湿;玫瑰、茉莉纯露能加强修复干性或熟龄肌肤;迷迭香、茶树纯露可平衡油脂分泌。

　　第一次做手作护肤品时,可以购买现成的套装,跟着现成的配方和制作步骤进行操作和制作。在懂得类配方设计原理后,可针对个人肤质情况,增加、减少原材料,制作一款专属的、最适合自己的中草药手作护肤品。

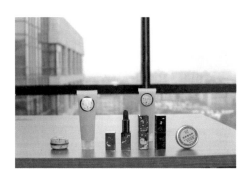

✎ 手作笔记

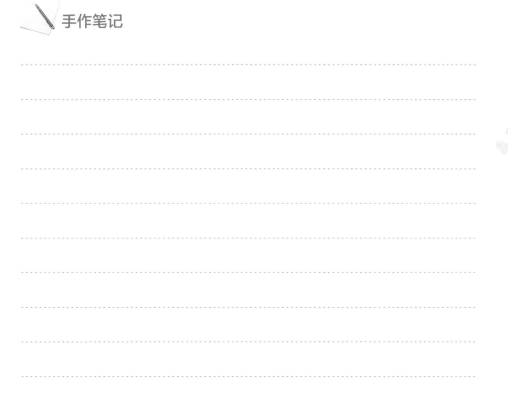

中草药的护肤作用

有美白、祛皱、祛斑等养颜护肤作用的中草药非常多，明医给大家介绍几种，可以在自己手工制作中草药护肤品时使用。

珍珠

味甘、咸，性寒。无论内服还是外用均对人体皮肤有滋养保健、延缓皱纹产生的作用。早在《本草纲目》中就已有记载："珍珠粉涂面，令人润泽好颜色。"

美容功效：美白效果显著，对肌肤有很好的营养、滋润作用，特别是对于改善皮肤的衰老状态有良效。长期外用能令黄褐斑及色素沉着减轻。

取3勺珍珠粉，一颗碾碎的维生素E，然后用纯净水调成糊状敷面，20分钟后，用纯净水洗干净即可。

人参

味甘、微苦，性微温。食用可增强人体抵抗力，延缓衰老。

美容功效：具有极强的抗氧化作用，可平抚皱纹，促进血液循环，加速新陈代谢等，可有效调理肌肤，恢复健康年轻状态。人参有使皮肤毛细血管扩张，加速血液循环、增强细胞活力、增进毛囊的营养供给、增加头发的抗脱强度等作用，有较好的美容、生发效果。

积雪草

味苦、辛，性寒。可增加皮肤表皮的抵抗力，具有抗发炎、镇静、解毒、消肿的效果，赋予肌肤弹性，强化肌肤的柔软度，以延缓老化。

美容功效:可紧致表皮与真皮连接部分,使皮肤变柔软,有助于解决皮肤松弛现象,使皮肤更光滑、有弹性。帮助促进皮肤真皮层中的胶原蛋白形成,使纤维蛋白再生,使肌肤紧致光滑,抑制水肿等。

可用积雪草 15 克、大生地 5 克、生山楂 15 克、冰糖适量,加水煮 3～5 分钟,滤去汁液后加冰糖饮用,常服可滋养肌肤、延缓衰老。

当归

味甘、辛,性温,对血虚所致的面色不华有较好的疗效。可调节人体的新陈代谢,止血止痛,消心安神;能使人容光焕发,皮肤细嫩。

美容功效:长期服用当归,可使面部皮肤重现红润色泽。此外,当归能防止脱发和白发,促进头发乌黑光泽。

白芷

味香,色白,性微温。入药始载于《神农本草经》,《本草纲目》谓其有"长肌肤,调泽颜色,可作面脂"之效,面脂即面膜。

美容功效:使柔嫩的肌肤润泽光滑,滋润的容颜呈现出水一样。其水浸液对体外多种致病菌有一定的抑制作用,并可改善微循环,促进皮肤的新陈代谢,延缓皮肤衰老。

白蒺藜

味苦、辛,性温。可用于皮肤瘙痒等症的治疗。含过氧化物分解酶,具有明显的抗衰老作用,久服可祛脸上瘢痕,并让肌肤柔嫩润滑。

美容功效:能祛瘢痕、祛斑。

治疗面部瘢痕,常与栀子配伍,研末醋调,夜涂旦洗,或再加木兰皮,研末醋调,即《千金翼方》之治黑瘢方。《备急千金要方》单用本品研末冲服,治白癜风。血虚气弱者及孕妇慎用。

白及

白及被誉为"美白仙子",可治痤疮、体癣、瘢痕等皮肤病。外用涂擦,可消除脸上痤疮留下的痕迹。《药性论》云其"治面上疮,令人肌滑"。

美容功效:滋润肌肤,令肌肤光滑如玉。尤其对风吹日晒较多、皮肤显得粗糙或是皱纹多等与实际年龄偏差较大的人有良效。

何首乌

味甘、涩,性微温,具有补益精血、强筋健骨、黑发轻身之功效。可用于肝肾不足所致之须发早白。何首乌具有抑制、延缓的衰老效果。

美容功效:主要在美颜和乌发两个方面。宋代《开宝本草》认为其有"益血气,黑髭发,悦颜色。久服长筋骨,益精髓,延年不老"的功效。《本草纲目》认为何首乌"可止心痛,益血气,黑髭发,悦颜色"。因为何首乌具有良好的益精血、补肝肾作用,所以,其能使人气血充足、面色红润、容光焕发,对于面色无华或面色萎黄的血虚患者,常服制首乌,可使面容青春久驻。

茯苓

味甘、淡,性平,具有利水渗湿、益脾和胃、宁心安神之功用。

美容功效:可显著提高机体的免疫能力,使血液中氧合血红蛋白释放更多的氧,以供给组织细胞。同时,还可使细胞组织(包括皮肤、黏膜、毛发等)活性增强、活力增大,处于健康状态,从而使皮肤、毛发显得更加滋润。

龙胆草

味苦,性寒,无毒,入肝、胆经,用于阴肿阴痒、带下、湿疹瘙痒、目赤等症。

美容功效:具有舒缓、镇静及滋润肌肤的功效,其提取物可使肌肤抵抗力增强,兼具美白与保湿的功效。

益母草

味辛、苦，性微寒，可抗氧化、防衰老、抗疲劳及抑制癌细胞增生。

美容功效：唐代王焘在《外台秘要》中详细记录了武则天长期使用的外用美容药方，主药是益母草，"此药洗面，觉面皮手滑润，颜色光泽"，"经月余，生血色，红鲜光泽异于寻常，如经年用之，朝暮不绝，年四五十妇人，如十五女子"。

唐朝《新修本草》中还有研末、调面成团、文火煨、加滑石粉与胭脂调匀备用等具体制法。

 红花

味辛，性温，入心、肝经，具有活血祛瘀、通经止痛之效。

美容功效：加速血液循环，促进新陈代谢，排除黑色素，使之不能沉淀形成色斑，或使色素分解而排出体外，达祛斑润颜、疗疮化瘀之效。

薏苡仁

味甘淡，性微寒，有利水消肿、健脾去湿、清热排脓等功效。

美容功效：可以协助消除斑点，对面部粉刺及皮肤粗糙的有明显的疗效，同时还可以防止脱发，甚至有瘦脸效果。还可防紫外线，具有自然美白效果，提高肌肤新陈代谢与保湿的功能。

灵芝

具有抗老防衰、驻颜的作用。《本草纲目》认为灵芝"好颜色，久服轻身不老延年"。

美容功效：灵芝对神经衰弱引起的面色萎黄、精神疲乏、容颜憔悴有明显的疗效；灵芝还是血液的"清道夫"，能清除血液中的黑色素、褐色素，抑制雀斑、老年斑的形成。

火棘

味甘、酸,性平。叶子有清热解毒之效,外敷用于疮疡肿毒。

美容功效:火棘具有美白疗效,可以抑制黑色素,具有淡化色素和保湿的功效。

罗汉果

味甘,性凉。

美容功效:可改善全身皮肤新陈代谢,还可用于粉刺、肥胖、皮疹、脱发的治疗。

芦荟

味苦,性寒。含多种使皮肤美白的特殊功效成分,脂肪酸和维生素 E 是芦荟中含量最高的成分,它们也是表皮细胞所需的营养。有亲水作用,能保湿;有吸收紫外线功能,能防晒;有拮抗自由基作用,因而可防皱与延缓皮肤衰老;有抗菌消炎作用,因而防治皮肤过敏,促进伤口愈合作用,可用于各种皮肤创伤的治疗和晒后修复。

美容功效:治疗和预防粉刺、湿疹、抑制黑色素生长;可美白、祛斑。改善内分泌,使干性、油性皮肤逐渐趋于中性。

川芎

味辛,性温,可润泽肌肤、祛风活血、祛斑疗疮。

美容功效:其水浸液对某些致病性皮肤真菌有较强的抑制力;有抗维生素 E 缺乏的作用;抑制酪氨酸酶的活性,从而对黑斑、雀斑、老年斑起作用。

泽兰

药用部位是茎叶。

美容功效:泽兰叶熬水沐发、浴身,可使头发亮泽,肌肤光滑。

泽兰泡茶可帮助产妇尽快恢复苗条身材,若配益母草效果更佳。

1. 超滋润的护手霜

　　市面上的护手霜种类繁多,价格从几元到几千元不等,太便宜的可能滋润度不够或者太油腻、不亲肤,太贵的用起来又很心疼。由于手部护理甚至比面部的保养更频繁,可能在每次洗手之后,都有必要涂一些护手霜,所以护手霜的消耗量其实是很大的,但坚持使用的话,就会使手部皮肤细腻滑润! 不想经常买护手霜的朋友可以试试自己做护手霜。快和明医一起学习做一款超级滋润的护手霜吧! 原材料都是食品级的,孕妇和小婴儿都可以安全使用,无香精、无色素、无添加,超级好用,自用或者送人都是不错的选择!

原料/工具

● **原料**　基础油(乳木果油、橄榄油、甜杏仁油、荷荷巴油等),甘油,人参提取液,芦荟提取液,黄蜂蜡,白蜂蜡,凡士林,维生素 E,电子秤。

● **工具**　玻璃烧杯,玻璃棒,护手霜空瓶或空管,精美小贴纸,75%医用酒精,加热炉或酒精灯。

方法/步骤

　　1. 取材　称量 10 毫升人参提取液,10 毫升芦荟提取液,200 毫升基础油(可将多种混合使用),10 毫升丁二醇,20 克黄蜂蜡,10 克白蜂蜡,20 毫升甘油,20 克凡士林,5 粒维生素 E。这些材料大约可以做 6 支 50 毫升的护手霜。

黄蜂蜡和白蜂蜡是食品级的凝固剂，与其他原材料融合需要加热；此外，蜂蜡具有抗菌性，不仅可以滋润皮肤，还可以在皮肤表面形成保护膜，保护肌肤免受损伤。各种基础油对冬季的皮肤干燥具有很好的滋润效果，而且极易被皮肤吸收，可以就地取材，家里的各种食用油其实也都可以做基础油。人参提取液为皮肤补充营养，同时提高皮肤活力；芦荟提取液不仅可以消炎抗过敏，还有保湿锁水的作用。中药提取液如果没有可以不用。丁二醇也是一个保湿成分，没有可以不用。具体制作配方的比例可以根据使用效果积累经验，越做越好。

2. 制作 将基础油、甘油、黄蜂蜡、白蜂蜡、凡士林放入烧杯中，用酒精灯或加热炉隔水加热至所有原料融化，如果什么都没有也可以用家里的锅隔水加热至融化，其中蜂蜡需要达到一定温度才可以融化，所以加热的温度一定要高。待上述材料互相融合后，开始冷却，在温度大约 60 ℃时，加入人参提取液、芦荟提取液及维生素 E，并灌到消毒好的护手霜空瓶或空管里，务必小心！

> **注意：** 护手霜的颜色取决于基础油的颜色，所以不是纯白的，制作出的成品是膏状的。如果想要制作乳白色的护手霜，可以将两种蜂蜡替换成 5 克乳化剂，不用加热，只要将所有材料混合在一起，均匀搅拌，加入 180 毫升纯露或者去离子水即可。这样就可以制作 10 支 50 毫升的护手霜了。

3. 包装 将护手霜瓶或管周围多余的护手霜擦掉，贴上精美的包装纸，放在包装盒内，大功告成。

--- 明医建议 ---

手部护理非常重要，尤其是有的人手部皮肤十分敏感脆弱，更加需要好好养护。自制护手霜非常简单，1 小时之内就可以制作多支，用起来也不心疼，请和明医一起做手作达人吧！

2. 滋润可"食"的润唇膏

明医小话

你的嘴唇是不是常常干燥起皮？忍不住要一直舔嘴唇，有的人甚至会用手去撕扯嘴皮，甚至嘴唇出血，惨不忍睹；还会引发唇炎，在嘴角的位置有干干硬硬的一层厚皮，看上去特别丑！所以一支滋润保湿的润唇膏必不可少。白天可以适量涂抹，让嘴唇粉嘟嘟；晚上也可以涂一些，让嘴唇得到 24 小时的滋润和修复。如果不好好保护唇部，还会长唇纹，也会显得苍老。今天，明医就教大家做一支超级滋润的润唇膏，原材料都是食品级的，孕妇和宝宝都可以安全使用，无香精、无色素、无添加，超级好用，自用或者送人都很不错哦！

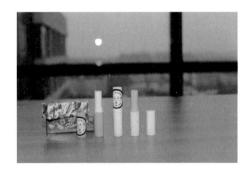

扫码看视频

原料/工具

● **原料**　基础油（橄榄油，甜杏仁油，荷荷巴油等），角鲨烷，可可脂，黄蜂蜡，白蜂蜡，维生素 E，蜂蜜，电子秤。

● **工具**　玻璃烧杯,玻璃棒,润唇膏空管,润唇膏包装盒,精美小贴纸,75%医用酒精,加热炉或酒精灯。

 方法/步骤

1. 取材　称量5克可可脂,15克基础油(可将多种混合使用),3克角鲨烷,5克黄蜂蜡,3克白蜂蜡,3克蜂蜜,2粒维生素E。这些材料大约可以做6支润唇膏。

黄蜂蜡和白蜂蜡都是食品级的凝固剂,是必不可少的原材料,其中黄蜂蜡可使润唇膏更滋润,白蜂蜡可使润唇膏色泽更光亮,所以一定是需要加入更多的黄蜂蜡哦!家里炒菜用的橄榄油其实也可以用作基础油的,其他的没有可以不用,可以根据使用效果积累经验,会越做越好。

2. 制作　将所有原材料放入烧杯中,用酒精灯或加热炉隔水加热至所有原料融化,如果什么都没有也可以用家里的锅隔水加热至融化。其中可可脂很难溶解,而且容易粘到烧杯底部,所以必须隔水加热!大约温度在60℃时,灌到消毒好的润唇膏空管里,务必小心!润唇膏空管容量很小,管口也小,很少量就会装满,等待凝固。

> **注意:** 不要一次灌满,可分两次灌注,第一次灌到8分满,等1分钟再灌就会很完美,不然润唇膏顶部会出现圆形小孔。但也不必担心,可将两支润唇膏顶部互相摩擦,就可将小孔完全覆盖,使形状更美丽。

3. 包装　将润唇膏周围多余的润唇油擦掉,贴上精美的包装纸,放在包装盒内,大功告成。

—— 明医建议 ——

手作润唇膏不仅能呵护自己的双唇,拿出自己手作的润唇膏送人,你闪闪发光的人格魅力也会被更多的朋友喜爱。请和明医一起做手作达人吧!

3. 夏季薄荷驱蚊膏

明医小话

夏天气候炎热,蚊子特别多,有孩子的家庭往往头疼不已,想要寻找一种天然安全的预防蚊虫叮咬的好方法。而很多人天生特别招蚊子,更是深受其害!自己动手制作薄荷驱蚊膏,不添加任何添加剂,特别安全,孕妇、小婴儿都可以放心用。除了驱蚊、防蚊外,薄荷驱蚊膏还具有消炎、止痒、祛痘的功效,轻松对抗各种创伤、蚊虫叮咬、瘀青、肿痛等。

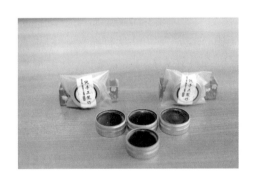

扫码看视频

原料/工具

- **原料** 中药薄荷叶,天然冰片,天然薄荷脑,天然橄榄油,天然甜杏仁油,天然蜂蜡,维生素 E 胶囊。
- **工具** 玻璃烧杯 2 个,玻璃棒,电子秤,酒精灯或加热炉,薄荷驱蚊膏空盒,精美小贴纸,75%医用酒精,消毒纱布,无纺布袋。

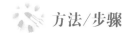 **方法/步骤**

1. 取材

➤ **取材方法一** 取中药薄荷叶 100 克,用家用粉碎机打碎,再倒入 100 毫升橄榄油、100 毫升甜杏仁油浸泡 6 小时,用消毒纱布过滤汁液,把油挤出倒入烧杯中,可取 130～150 毫升薄荷油,再加入天然冰片 3 克、天然薄荷脑 5 克、蜂蜡 35 克,维生素 E 胶囊(挤破)5 粒。这些原料大约可以制作 6 盒 25 克的薄荷驱蚊膏。

薄荷具有散风热、清头目、利咽喉、透疹、解郁等功效,所以自制薄荷膏可以起到很好的抗病毒、杀菌、镇痛、止痒的作用。本法制作的薄荷膏可能会有一些颗粒感,但却能大大缩短制作周期。

➤ **取材方法二** 取中药薄荷叶 100 克装入 2 个无纺布袋中,系住袋口,再倒入 100 毫升橄榄油、100 毫升甜杏仁油浸泡 **6～8 个月**,可取 130～150 毫升薄荷油,再加入天然冰片 3 克、天然薄荷脑 5 克、蜂蜡 35 克、维生素 E 胶囊(挤破) 5 粒。这些原料大约同样可以制作 6 盒 25 克的薄荷驱蚊膏。

古法制作薄荷驱蚊膏,一般都采用第二种取材方法,需要将薄荷用天然植物油浸泡数月后再取用制作,如果家里没有橄榄油和甜杏仁油,可用家里吃的食用油替代,麻油和花生油气味比较大,玉米油、食用橄榄油气味相对较小,可根据个人喜好选择使用。天然冰片气清香,味辛、凉,具有开窍醒神、清热止痛的作用,对于热病神昏、喉痹齿痛、口疮痈疡、目赤都有效果,可增加清凉止痒的功效。如果买不到天然冰片,也可用人工冰片替代,驱蚊膏只是外用,不会影响使用效果。天然薄荷脑是一种无色透明的针状或棱柱状晶体,具有发散风热、清利咽喉、透疹解毒和止痒等功效,夏季使用非常合适。

2. 制作 将浸泡好的薄荷油倒入烧杯,将烧杯放置于加热炉上进行加热,再加入天然冰片、天然薄荷脑、天然蜂蜡,搅拌均匀。随着烧杯内温度的升高,冰片、薄荷脑和蜂蜡会相继融化,待其全部溶解,烧杯内容物呈清透的淡绿色时,停止加热,并将烧杯放置旁边进行自然降温,待温度降至 75 ℃左右时,加入 5 粒维生素 E 胶囊(挤破),再次均匀搅拌后进行灌装。灌装结束后,擦掉驱蚊膏盒周围多余的驱蚊膏,贴上精美的贴纸。整个制作过程大约需要 30 分钟。制作完成后,在不使用的情况下薄荷驱蚊膏的保质期为 1 年左右,但开盖使用后请尽量在 3 个月内使用完。

注意： 薄荷驱蚊膏一般都在夏季使用，在天气炎热的时候，膏体非常容易融化，所以在"三伏天"制作使用时，需要增加蜂蜡的用量，使膏体的质地更硬，这样平时不需要放冰箱，室温时仍可保持膏状。而在其他季节，则可适当减少蜂蜡的用量，使膏体更加细腻柔软。

手作笔记

4. 家庭常备紫草膏

紫草是一种常见的中药,性味甘、咸,性寒,有凉血、活血、解毒透疹的功效,多熬膏或油浸外用。紫草膏的用途非常广,可涂薄薄一层于患处,日常涂在皮肤上可以滋润肌肤,还可以舒缓晒后红肿、祛痘。现在很多人都喜欢自制紫草膏,尤其是给孩子用,自己做的比较安全,成本也非常低,可以放心使用。如果宝宝发了湿疹皮肤瘙痒难忍,或者被蚊虫叮咬皮肤红肿甚至疼痛,能用上自制的紫草膏该有多好呀!快和明医一起学习制作家庭常备紫草膏吧!安全又好用,自用或者送人都是不错的!

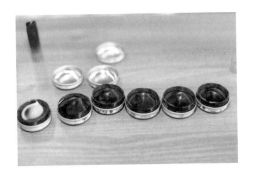

扫码看视频

原料/工具

• **原料** 基础油(橄榄油、甜杏仁油或荷荷巴油),甘油,凡士林,紫草,黄蜂蜡,白蜂蜡,维生素 E。

● **工具**　玻璃烧杯,玻璃棒,电子秤,紫草膏空盒,75％医用酒精,加热炉或酒精灯。

方法／步骤

1. 制作紫草油　将 50 克中药紫草浸泡于 150 毫升的基础油中,密封 3～6 个月后再取出使用。

2. 取材　制作好的约 120 毫升紫草油,5 克黄蜂蜡,10 克白蜂蜡,5 毫升甘油,10 克凡士林,5 粒维生素 E。大约可以做 5 盒 25～30 克的紫草膏。

3. 制作　将紫草油、甘油、白蜂蜡、凡士林依次放入烧杯中,用酒精灯或加热炉隔水加热至所有原料融化,在蜂蜡全部融化、所有材料互相融合并出现沸腾时,停止加热,自然冷却,在温度大约 60 ℃时,加入维生素 E 胶囊(挤破),然后灌注到消毒好的紫草膏空盒里,务必小心!

> **注意:**紫草膏在冷却后会收缩,所以在灌注时应尽量灌满,这样最终制作的紫草膏会比较多。完全不用担心紫草膏的形状,只要是在一个水平面进行灌注及自然冷却的,最终的成膏表面是非常光滑的!夏天膏体表面会有"出汗现象"——膏体表面有微小的水珠形成,是正常现象。冬天时可适当减少白蜂蜡的量,夏天时可稍微增加,这样可使紫草膏保持膏状,涂抹起来很滋润,质地也不硬,非常容易涂抹。

4. 包装　将紫草膏放在精美的包装盒内,大功告成。

升级版紫草膏

患湿疹、皮炎时,为了增加祛湿止痒的功效,可将紫草与积雪草、苦参、地肤子和黄柏等中药一起制作紫草油。紫草与当归等中药材都具有活血消肿的功效,在皮肤挫伤、擦伤等时,可加入当归一起制作紫草油。夏季蚊虫叮咬时或爆痘时,需要增加消肿止痒、清热解毒的功效,可在最后一步熬制过程中加入薄荷、冰片。

—— 明医建议 ——

2 岁以上儿童与成人均可使用,每天涂抹患处不超过 4 次。<u>对紫草过敏者禁用,2 岁以下儿童、孕妇、过敏体质者慎用。</u>建议先在手臂或脖子处涂抹少许,24 小时未出现过敏再使用。若使用后局部出现皮疹、红肿等过敏症状,应立刻停用。紫草膏只可外用,不能内服! 请一定要放置在儿童拿不到的地方!

夏季气温高时或冬天在有空调、暖气的房间时,紫草膏最好储存于冰箱。自制紫草膏的颜色是非常明显的紫色,但可以被皮肤充分吸收,不会留下颜色。加入薄荷、冰片的紫草膏还可以舒缓头痛,可以涂在太阳穴处。

✎ 手作笔记

5. 金盏花保湿爽肤水

明医小话

　　秋冬季节皮肤干燥,很多人皮肤特别容易起皮,尤其是在鼻子、嘴巴周围,顶着一张精致的脸,却干得起皮,也是有点尴尬! 特别是 40 岁以上的小姐姐们,脸部皮肤在长期干燥的情况下更容易长皱纹,所以很多人不惜涂抹一些昂贵的面霜、精华来打底,但是即使是这样,依旧不能改变到了下午的时候,脸上的皮肤又变得干燥的现状。 所以,自己动手制作一款高颜值的金盏花中药爽肤水吧,随身携带,面部缺水的时候喷一些,瞬间皮肤又变得水嫩嫩了! 关键是这款爽肤水不仅可以抗过敏,还可以控油,且能帮助肌肤长效保湿,简直就是秋冬的护肤"神器"!

原料/工具

● **原料**　金盏花纯露,金盏花,去离子水,小分子玻尿酸原液,人参提取液,积雪草提取液,红景天提取液,白芍提取液,水溶性天然荷荷巴,丁二醇,角鲨烷,维生素 E 胶囊。

● **工具**　500 毫升玻璃烧杯 1 个,玻璃棒,电子秤,酒精灯或加热炉,喷雾型爽肤水空瓶,精美小贴纸,75%医用酒精。

方法/步骤

1. 取材　称量 10 毫升人参提取液,10 毫升积雪草提取液,10 毫升红景天提取液,10 毫升白芍提取液,10 克水溶性天然荷荷巴,200 毫升金盏花纯露,150 毫升去离子水,20 毫升玻尿酸小分子原液,30 毫升角鲨烷,10 毫升丁二醇,3 克金盏花(大约 20 朵),5 粒维生素 E 胶囊。这些材料大约可以制作 2 瓶 100 毫升或 4 瓶 50 毫升喷雾型爽肤水。因为秋季皮肤特别容易干燥,尤其是干性皮肤,随时随地都可能需要补水,所以可以一次性多做几瓶哦!

> **注意:** 金盏花含丰富的维生素 A,可预防色素沉淀、增进皮肤光泽与弹性、减缓衰老、避免肌肤松弛生皱纹。自制中药护肤品最常用的成分是人参,具有养颜、美容、抗衰老的功效;积雪草可以紧致表皮与真皮连接部分,能使皮肤变柔软,帮助促进真皮层中胶原蛋白形成,有令肌肤紧致的效果;红景天蕴含"抗氧化焕白活性因子",不仅可以美白肌肤,还具有抗干燥、抗紫外线、抗氧化和修复的功效;白芍不仅可以美白保湿,还可以用于治疗粉刺,并延缓皮肤衰老。角鲨烷是从深海鲨鱼体内提取的烃类油脂,滋润而不油腻,具有高度的滋润性和保湿性。丁二醇是多元醇的一种,是小分子保湿成分,同时也有一定的抑菌作用。小分子玻尿酸原液可以高效美容、抗衰老,不仅能保持皮肤弹性,还能锁住大量水分子,对组织具有保湿润滑的作用,使肌肤饱满年轻有弹性。用这些材料来制作用于秋冬季的补水、美白、抗皱、抗衰老的爽肤水非常合适。

2. 制作 首先将金盏花纯露和去离子水加入烧杯,再加入玻尿酸小分子原液、人参提取液、积雪草提取液、红景天提取液、白芍提取液,并不断搅拌,使各成分之间均匀互溶,时间 3~5 分钟,至没有颗粒感后,加入水溶性天然荷荷巴、丁二醇和角鲨烷搅拌,无颗粒感后,加入维生素 E 胶囊(挤破),最后加入 2~3 朵金盏花即可。继续搅拌,使爽肤水无颗粒感,颜色较澄清,闻上去有淡淡的金盏花芳香气味,再注入喷雾型爽肤水空瓶内。

> **注意:** 如果是油性皮肤,可加入 10 毫升芦荟提取液,以增强控油的效果。如果不喜欢或者想制作更天然的中药爽肤水,可不添加丁二醇、角鲨烷和玻尿酸小分子原液,仅以金盏花纯露、去离子水和中药提取液作为原材料制作即可。

　　自制的金盏花保湿爽肤水气味淡雅芳香,闻上去就令人心旷神怡,质地清爽不黏腻,极易被皮肤吸收,护肤体验极佳。但因不含防腐剂,且里面含有金盏花朵,故使用期限较短。未开封时请放置于冰箱冷藏保存,室内 25 ℃时可使用 3～6 个月,但如果在使用时发现气味发生改变且颜色加深,应停止使用,以免敏感肌肤者发生过敏等不良反应。

✎ 手作笔记

5.
金
盏
花
保
湿
爽
肤
水

6. 控油的晒后修复爽肤水

明医小话

　　夏季气候炎热，太阳每天高高悬挂在天空，时时刻刻释放大量的紫外线，让我们脆弱敏感的肌肤防不胜防，既要担心晒黑，又要担心晒后皮肤红肿、过敏、起皮，还要担心皮肤特别容易出油，黏黏腻腻的，一不小心痘痘也冒出来了。特别是随着年龄的增长，不仅皱纹增多，皮肤也变得更加脆弱，稍微不注意，可能就长了满脸的晒斑，而这种斑一旦出现，想要消灭就很难了。所以一定要防患于未然，及时做好防晒工作，晒后修复也要特别到位。市售的各种护肤品适合自己的真的特别少，尤其是敏感性皮肤，遇到紫外线特别不舒服，如果还想上个妆，脸上出的油可能很快就让妆容全花了。所以，明医教大家制作一款出门前涂一涂就能清爽控油并防晒，回家后涂一涂能晒后修复的中药爽肤水，这样一款爽肤水简直是夏季护肤的"神器"！想拥有吗？一起来看看具体怎么制作吧！

原料/工具

- **原料**　纯露（洋甘菊或熊果苷纯露），去离子水，燕麦葡聚糖精华，小分子玻尿酸原液，人参提取液，芦荟提取液，紫草提取液，水溶性天然荷荷巴，丁二醇，氨基酸保湿液，维生素 E 胶囊。

- **工具**　玻璃烧杯 2 个，玻璃棒，电子秤，爽肤水空瓶，精美小贴纸，5 毫升针管，75％医用酒精。

1. 取材 称量 10 毫升人参提取液,10 毫升芦荟提取液,10 毫升紫草提取液,10 克水溶性天然荷荷巴,150 毫升纯露(洋甘菊或熊果苷纯露),200 毫升去离子水,20 毫升小分子玻尿酸原液,10 毫升氨基酸保湿液,10 毫升丁二醇,10 毫升燕麦葡聚糖精华,5 粒维生素 E 胶囊(挤破)。这些材料大约可以制作 2 瓶 100 毫升或 4 瓶 50 毫升爽肤水。因为夏季随时随地都可能需要补水,所以可适当一次性多做一些哦!

> **注意:** 洋甘菊或熊果苷纯露本身就具有舒缓修复皮肤、抗过敏的作用,敏感性皮肤可全部采用纯露制作,也可全部采用去离子水制作,成本较低,加上中药提取液后,控油、修复、补水的效果都不错。爽肤水必须具有保湿补水的功效,所以保湿的成分氨基酸保湿液和丁二醇也是必不可少的。再加入小分子玻尿酸原液和燕麦葡聚糖精华滋养皮肤,淡化细纹及晒斑的效果会更明显,更适合干性皮肤。50 毫升的小瓶,可选择喷雾装,外出时使用起来更方便,可随时随地补水! 如果想简化制作,原材料其实只要选择去离子水、丁二醇、人参提取液和维生素 E 胶囊就行了。

2. 制作 首先将纯露和去离子水加入烧杯,再加入小分子玻尿酸原液、燕麦葡聚糖精华、人参提取液、芦荟提取液、紫草提取液,并不断搅拌,使各成分之间均匀互溶,时间 3～5 分钟,至没有颗粒感后,加入水溶性天然荷荷巴、丁二醇和氨基酸保湿液搅拌,无颗粒感后,加入维生素 E 胶囊(挤破)即可。再继续搅拌,使爽肤水无颗粒感,颜色较澄清,闻上去有纯露的淡淡的芳香气味,再注入爽肤水空瓶内。

> **注意:** 如果皮肤比较敏感,最好不要使用玫瑰纯露。夏季想要清爽一些的皮肤感觉,可在加入中药提取液时再加入 3 毫升的薄荷精油,用上去有一些清凉的感觉,控油效果也更好,不妨试一下哦!

3. 包装 将爽肤水瓶周围多余的爽肤水擦掉,贴上精美的贴纸,放在包装盒内。

—— 明医建议 ——

自制爽肤水很简单,不同季节可选择不同的中药,同时也可根据自己的肤质选择原材料。此外,冬季可多加基础油,夏季多加纯露,以适应皮肤的深层滋润或清爽补水需求。爽肤水制作采用冷制法,需要手动搅拌一段时间,大约45分钟可制作完成,如果制作100～200毫升的大瓶装,需放在冰箱内冷藏储存,30～50毫升的小瓶装出门携带方便,可以随时补水控油。每次制作2大瓶、4小瓶,大约能使用3个月。

手作笔记

7. 人参积雪草保湿面霜

　　寒冷的冬天,皮肤需要的是高保湿和高滋润的护肤品,市面上的护肤品大多质地偏稀薄,保湿和滋润功效都不足。如果想要选择高保湿和高滋润的护肤品,价格一定是非常昂贵的。国产的很多面霜,特别是宝宝类的面霜,滋润度还是不错的,但就是质地有些稠厚,糊在脸上不太容易吸收,也会让皮肤不能呼吸,上妆也不容易。其实面霜也是可以自制的,你可以灵活地调整面霜的质地,做出最适合自己的面霜,再选一个可爱的面霜盒子,无论是自用,还是送给闺蜜,都是超赞的! 快和明医一起学习自制人参积雪草保湿面霜吧!

原料/工具

● **原料**　玫瑰纯露,蔬菜甘油,人参提取液,积雪草提取液,水溶性天然荷荷巴,角鲨烷,丁二醇,天然乳化剂,维生素 E 胶囊。

● **工具**　玻璃烧杯 2 个,玻璃棒,电子秤,面霜空盒,精美包装盒,5 毫升针管,75% 医用酒精,加热炉或酒精灯。

方法/步骤

　　1. 取材　称量 10 毫升人参提取液,10 毫升积雪草提取液,10 克水溶性天然荷荷巴,100 毫升玫瑰纯露,10 毫升丁二醇,10 毫升角鲨烷,10 毫升蔬菜甘油,5 粒维生素 E 胶囊,5 克乳化剂,这些材料大约可以制作 4 盒 30 克的面霜。

注意： 制作秋冬季节使用的面霜,需要选择多种不同的高保湿、高滋润且容易被皮肤吸收的原材料,所以制作时选择了水溶性天然荷荷巴、丁二醇、角鲨烷和蔬菜甘油四种,这样制作出的面霜就可以让皮肤保持一整天的水嫩光泽。

2. 制作 将玫瑰纯露、水溶性天然荷荷巴油加入其中一个烧杯中,将丁二醇、角鲨烷、蔬菜甘油、乳化剂加入另一个烧杯,将两个烧杯同时用加热炉隔水加热至 80 ℃～90 ℃时,将含有乳化剂的烧杯内容物加入另一个烧杯中,均匀搅拌,直到搅拌成乳液状,待温度降到 45 ℃以下,加入人参提取液、积雪草提取液、维生素 E 胶囊(挤破),再次搅拌均匀后,缓缓地用针管抽取后注入面霜空盒中。

注意： 面霜的质地相对稠厚一些,所以需要加的乳化剂比乳液多。玫瑰纯露又称玫瑰水精油,是将新采摘的玫瑰鲜花用盐搅拌,封住香味后放进蒸馏罐,进行油水分离后制成。玫瑰纯露溶解于水,具有补充水分、保湿、快速消炎、抗过敏、止痒、延缓衰老等作用,是各种纯露中的"补水之王",而且气味更芳香、甜美。若皮肤处于过敏的状态,也可用洋甘菊或者橙花纯露替代。蔬菜甘油比普通甘油更容易被皮肤吸收,且不显油腻。而人参和积雪草是中药中美白、补水、保湿的圣品,能够帮助皮肤细胞再生,增加皮肤弹性,美白、淡斑、减轻皱纹,适合干性、敏感性及其他问题皮肤,使肌肤得到滋养,恢复青春的娇嫩。还可以加入 10 毫升自制的紫草油、芦荟油或者 3 毫升的薄荷油,对敏感性肌肤更有好处。

3. 包装 将面霜盒子外部周围多余的面霜擦掉,放入精美的包装盒内。

--- 明医建议 ---

人参积雪草保湿面霜的制作时间在 1 小时之内,认真护肤的话,一冬天可用 2～3 盒。冬天多用人参积雪草保湿面霜可以有效防止干纹的产生,让你的皮肤水嫩如花。

8. 人参水润乳液

明医小话

  日常使用的乳液最好是水润中带一些清爽,但还是需要保湿,不需要太油,这样就是一款用上去非常舒适的养肤型乳液。但是要想起到这样的养肤护肤效果,其实挺难的!很多人都很难找到适合自己肤质的一款乳液,要么质地比较稀,要么比较稠厚,要么就是价格昂贵!其实乳液也是可以自制的,而且会做之后,你可以灵活地调整乳液的质地,不同的季节调制出最适合皮肤的乳液,随做随用,安全又放心!自己其实是最了解自己的皮肤状态的,所以在做的时候就更容易做出最适合自己的乳液,而且不同于其他自制护肤品,乳液的需求量一般是比较大的,需要的原材料也比较多,所以每次你可以只做一瓶自用,也可以做2~4瓶,送给闺蜜,大家一起变美吧!

原料/工具

  • **原料** 纯露(洋甘菊、熊果苷、玫瑰等),蔬菜甘油,人参提取液,水溶性天然荷荷巴油,丁二醇,乳化剂,维生素E胶囊。

  • **工具** 玻璃烧杯2个,玻璃棒,电子秤,乳液空瓶,精美小贴纸,5毫升针管,75%医用酒精,加热炉或酒精灯。

方法/步骤

  1. 取材 称量10毫升人参提取液,10克水溶性天然荷荷巴,200毫升纯露

（可依据自己喜好，若对玫瑰纯露过敏，可使用洋甘菊或熊果苷），10毫升丁二醇，10毫升蔬菜甘油，5粒维生素E胶囊，3克乳化剂。这些原料大约可以做2瓶100毫升的乳液或4瓶50毫升的乳液。

> **注意：** 全部用纯露制作乳液的话，成本还是比较高的，如果想降低成本，特别是在夏天需要比较清爽的乳液的时候，可以采用一半纯露、一半去离子水的比例制作，也是不错的选择。

2. 制作 将纯露、水溶性天然荷荷巴油加入其中一个烧杯中，将丁二醇、蔬菜甘油、乳化剂加入另一个烧杯，将两个烧杯同时用加热炉隔水加热至80℃～90℃时，将含有乳化剂的烧杯内容物加入另一个烧杯中，均匀搅拌，直到搅拌成乳液状，待温度降到45℃以下，加入人参提取液、维生素E胶囊（挤破），再次搅拌均匀后，缓缓地倒入乳液空瓶中，如果此时的乳液过于浓稠，无法灌注，可以用针管抽取后注入乳液空瓶内。

> **注意：** 乳化剂是乳液由水状变成乳状非常关键的原料，我们平时的护肤品里都有添加，可以自行选择安全一些的乳化剂。乳化剂比较耐用，每次用量都非常少，所以购买少量就可以用很久，千万不要买太多！制作完后，如果喜欢质地更稠一点，可以再加一点乳化剂。如果皮肤比较敏感，最好不要使用玫瑰纯露，还可以加入10毫升自制的紫草油，抗过敏，对痘痘肌也有好处。

3. 包装 将乳液空瓶周围多余的乳液擦掉，贴上精美的贴纸，放在包装盒内。

── **明医建议** ──

自制乳液很简单，可根据季节灵活地对制作原料进行调整，可多加基础油或纯露，要么滋润、要么清爽，使其更适合自己的皮肤在相应季节的状态。制作时间在1小时之内，大瓶比较耐用，小瓶比较方便携带。

9. 滋润显白的中草药口红

口红其实是一个消耗量很大的美妆品，大牌的口红往往价格不菲，动辄一两百元，甚至四五百元，收集多个心爱的色号下来，也是一笔不小的开销。但是大家都很舍得投入，毕竟口唇部是一个特殊的位置，经常会接触食物，很多女性为了安全性，都会认为越贵越安全，很多女性在吃饭的时候也往往会卸掉口红再吃，自以为自己做得这么细致，总归是安全的。但是有一些皮肤敏感的人在使用了口红之后会干燥起皮，也会得唇炎，甚至到了嘴唇血肉模糊的程度，其实这些都是因为口红滋润度不够，或者有一些不安全成分的缘故，而经常做口唇卸妆的女性，往往卸不干净，卸掉之后又不及时补水保湿，反而会加重对口唇部的损伤。

怎样才可以自制一款超级滋润、安全、能满足日常所需、提升气色的口红，让自己变得又自信又美丽呢？快和明医一起学习自制中草药口红吧！

原料/工具

● **原料** 基础油（橄榄油、甜杏仁油、荷荷巴油等），人参提取液，紫草提取液，黄蜂蜡，白蜂蜡，维生素 E 胶囊，口红色粉。

● **工具** 玻璃烧杯，玻璃棒，口红空管，电子秤，口红模具，精美小贴纸，75％医用酒精，加热炉或酒精灯。

方法/步骤

1. 取材 称量 1 毫升人参提取液，1 毫升紫草提取液，20 毫升基础油（可将多种混合使用），2 毫升丁二醇，5 克黄蜂蜡，5 克白蜂蜡，0.5 克口红色粉，3 粒维生素 E 胶囊。这些材料大约可以做 6 支 3.5 克的口红哦！

2. 制作 将基础油、口红色粉放入烧杯中，充分搅拌，使色粉和基础油充分融合，再加入黄蜂蜡、白蜂蜡，用酒精灯或加热炉隔水加热至所有原料融化。待冷却后，加入人参提取液、紫草提取液及维生素 E 胶囊（挤破），并灌到消毒好的口红模具中，务必小心！

3. 冷冻 将装满口红油的模具放入冰箱中进行冷冻。

4. 脱模 将口红脱模后装入口红空管中。

5. 包装 将口红管周围多余的口红擦掉，贴上精美的包装纸，放在包装盒内，大功告成。

—— 明医建议 ——

◇ 加入维生素 E 后，再次均匀搅拌，不要立刻倒入模具内，最好在 70℃～80℃ 时倒入，否则容易在口红周围形成小洞或者裂隙。

◇ 口红制作的过程中最难的一步就是脱模，所以在冰箱冷冻的时间一定要合适，一般为 15～20 分钟，依据模具的大小不同及室内温度所定。时间过短，在脱模时成形会很不光滑，而且容易折断；时间过长会完全冻住，出现一些裂隙，影响美观。口红脱模油其实有没有都可以，并不是一定要使用。

◇ 一定要掌握好蜂蜡的用量，蜂蜡多了成形会非常光滑好看，但是会因为质地太硬，使滋润度大大下降，不好用；而蜂蜡过少虽然特别滋润，但成形效果不佳，严重影响美感。

◇ 一定要选择植物口红色粉，比较安全，选好心仪的色号后，每次制作时只需使用规定量的一半即可制作，否则色粉太多，颜色会过于鲜艳，不适合平时使用。如果想追求更淡雅的效果，可将色粉量减少到四分之一。

◇ 人参提取液可以活化唇部皮肤，祛除唇纹，使唇部保持年轻和水润；紫草提取液可以预防口红色粉过敏及唇部本身的敏感问题，但因其颜色为深紫色，可能会影响口红的颜色，不宜使用过多。

10. 温和不刺激的手工皂

很多人都喜欢用手工皂,温和不刺激,还很耐用,尤其是脸比较油、容易长痘的朋友,如果不想用洗面奶,还可以用手工皂来洗脸,有一些手工皂卸妆效果也很赞,连卸妆水的功效也兼备了呢。此外,制作手工皂时,每次都可以制作多个,自己用不掉的还可以加上美美的包装送人,还会被夸赞是心灵手巧的小仙女呢!手工皂其实是用天然油脂与碱液,经手工制作而成的,可依据喜好与目的,加入不同的添加物,例如羊乳、牛乳、精油、中药、花瓣等。下面给大家分享手工皂的制作方法。

原料/工具

● **原料** 自制皂液(椰子油、棕榈油、橄榄油、亚麻籽油、葡萄籽油、蜂蜡、碱液、纯牛奶、甘油、蔗糖)或自购皂基,人参提取液,珍珠粉,白芷提取液,维生素E胶囊。

● **工具** 1 000毫升玻璃烧杯1个,500毫升玻璃烧杯1个,玻璃棒2～3支,电子秤,温度计,手工皂模具,精美小贴纸,75%医用酒精,加热炉。

方法/步骤

1. 取材 称量150克冰牛奶,73.5克碱液,250克棕榈油,100克椰子油,150克蓖麻油,100克橄榄油,100克亚麻籽油,100克葡萄籽油,105克甘油,75克砂糖,50克温牛奶,50克蜂蜡及10毫升人参提取液,3克珍珠粉,10毫升白芷提取液,5 粒维生素 E 胶囊。这些材料大约可以做 20 个 10~15 克的手工皂。

2. 制作　手工皂分为冷制和热制两种制作方法。热制法一般比较简单,可直接购买整套的制作原料,也可从皂基开始就自己制作。冷制法用时较久,也更适合于有手作经验的朋友。

➢ **热制法**　可选择自己制作皂液(皂基),具体方法如下。

◇ **备油**　将蜂蜡完全融化,并将上述各种植物油加入混合并加热,最终油温维持在 45 ℃~50 ℃。

◇ **制作碱液**　首先加入冰牛奶,再分多次加入碱,每次加后搅拌一会儿再继续加,最好分 3 次以上,不然奶容易被碱烧焦。

> **注意:** 整个碱和牛奶混合的过程温度不能超过 0 ℃,这样做出来的奶碱颜色是纯白且没有异味。

◇ **混合**　将碱液加热,当与植物油同为 45 ℃~50 ℃时混合,加入甘油、温牛奶、砂糖充分搅拌(如果家里有电动搅拌器可能会更方便),再加入人参提取液、珍珠粉、白芷提取液、维生素 E 胶囊(挤破),直至充分混合形成皂液。

> **注意:** 刚开始搅的时候会出现绿豆沙一样的状态,但皂液逐渐会变得细腻,说明碱、油和奶混合的效果不错,慢慢会形成手工皂液。如果是购买的皂基,则需要先将皂基加热充分融化,再加入牛奶、人参提取液、珍珠粉、白芷提取液、维生素 E,直至充分混合形成皂液。

◇ **入模**　倒入事先准备好的模具,让气泡排干净,然后用刮刀把表面抹平。

◇ **冷冻**　放入冰箱,根据模具的大小不同,冷冻 5~10 分钟,如果时间过长,有时候可能会冻裂,影响美观。如果想做彩色的手工皂,可选择有颜色的中药粉,如 3~5 克紫草粉、3~5 克红花粉、3~5 克薄荷粉、3~5 克黄芪粉、3~5 克黄柏粉,可使手工皂分别出现紫、红、绿、黄、棕的颜色。可加入 2 层不同颜色的皂液,分别冷冻 5 分钟,会使做出来手工皂更加好看。

◇ **脱模及保存**　冷冻 5~10 分钟后即可正常脱模,制作原料主要为油脂,所以不会残留皂体,非常容易脱模。正常使用的话,可直接放置于室温条件下,若短期内不使用,放在冰箱冷藏即可。

➢ **冷制法**　制作原料与热制法相同,但没有蜂蜡,在制作过程中不用加热,入模后不需要冷冻,冬天需要保温,3 天后才能脱模,从脱模那天起,40 天后可使用。但那时碱性还比较强,不够温和,皂化更加完全(大约 60 天后)的手工皂不仅不伤害肌肤,还更温和耐用。

3. 包装 将手工皂周围多余皂体去除,装入精美的包装袋,再放在包装盒内。

--- **明医建议** ---

热制皂的皂基在清洁效果方面非常赞,是绝大多数表面活性成分不能媲美的,如果只是用于手部清洁是既安全又护肤的。如果加入了中药成分,如被誉为"百草之王"的人参,含有人参皂苷,防止肌肤老化与皱纹产生,补气养颜及活血,深层滋润肌肤,防止干燥和老化,并有效治疗瘙痒与脱皮,使肌肤细腻光滑;珍珠粉具有深入清洁、清爽控油、收细毛孔、减少黑头、养颜活肤的功效;白芷具有改善微循环、抑制黑色素沉淀、预防色斑、润肤、保湿和美白的功效。所以,中药手工皂既可以发挥手工皂帮助溶解多余的皮脂、预防毛孔堵塞(痘痘肌、干燥肌及暗沉肌肤均可每周使用 1~2 次作为深层清洁)、去除附着在肌肤表面的角质的作用,还比一般的手工皂更加滋养肌肤。快来一起制作吧!

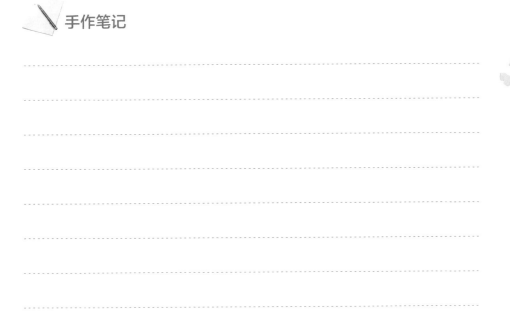

手作笔记

11. 清幽淡雅的中药香膏

　　芳香的气味会让人心情愉悦，如果因为运动、劳动、出汗等让身上的味道不太"美丽"，整个人也会不好了！所以很多人喜欢用一些芳香剂，让身体变得香喷喷。市面上的芳香剂，主要有香水和香膏。香水是西方传入的一种芳香剂，含有酒精，部分人群对酒精过敏，无法使用香水。而在我国，香膏的使用历史悠久，虽然味道不够浓郁，但是涂抹在手腕、颈部、腋下等血管丰富处，可以持久留香，让芳香变成体香，经久不散，特别适合个性不张扬、喜欢淡雅的人。但某些香膏由化学成分组成，长时间使用对人身体有害。今天我们就一起制作一款天然的固体香膏，环保安全、味道清幽淡雅、不含化学成分，做一个"自带香气"的大美人。

原料/工具

● **原料**　沉香、檀香、乳香、木香、丁香、冰片、苏合香、官桂、天然橄榄油、天然甜杏仁油、佛手柑精油、天然蜂蜡、凡士林、维生素 E 胶囊。

● **工具**　玻璃烧杯 2 个、玻璃棒、电子秤、酒精灯或加热炉、香膏空盒、精美小贴纸、75％医用酒精、消毒纱布、无纺布袋。

方法/步骤

1. 取材　取 100 毫升天然橄榄油，100 毫升天然甜杏仁油，20 毫升佛手柑精油，沉香、檀香、乳香、木香、丁香、冰片、苏合香、官桂各 9 克，天然蜂蜡 60～80

克,凡士林 15 克,5 粒维生素 E 胶囊。这些原料大概可以制作 10 盒 15 克的香膏。

> **注意:** 沉香、檀香、乳香、木香、丁香、冰片、苏合香、官桂都是常见的有气味芳香的中药,购买方便,每一种中药具有其独特的芳香,其寒、热、温、凉也大不相同,可根据个人的体质,也可根据喜好自由组合,并不一定需要固定比例。另外,中药佩兰、藿香等也很芳香,在暑热天气使用的话,可以增加芳香化湿的作用。

2. 制作 将佛手柑精油、天然橄榄油、天然甜杏仁油加入烧杯中,混合均匀,得到混合物;将沉香、檀香、乳香、木香、丁香、冰片、苏合香、官桂按比例各自研磨,或用家用粉碎机打碎后混合均匀,加入混合物中,搅拌均匀,浸泡 6 小时后进行加热;再加入天然蜂蜡、凡士林,混合加热至溶化,得到溶化液;用消毒纱布过滤液汁,把液体挤出倒入烧杯中,在 50℃~60℃时加入 5 粒维生素 E 胶囊(挤破),灌装入香膏空盒,冷却成型,得到香膏。

—— 明医建议 ——

香膏的制作材料里中药粉比较多,虽然经过过滤,还是会残留部分残渣,所以也可能会煳底,所以在制作过程中应该不断地搅拌,烧杯底部的混合物可以舍弃不用。另外,如果想增强持久芳香的效果,可以在制作过程中加入定香剂,效果会更好。

✎ 手作笔记

12. 中草药养护洗发水

很多人都深受脱发的困扰,有的人是先天遗传,有的人是常常加班熬夜,还有很多人是脱得很"秃然"。所以,现在脱发是一个严重影响颜值、心情甚至是工作的大问题。脱发的部位也很多,包括发际线秃、头顶秃、枕秃、鬓角秃等,有些人可能会一夜变秃,头上出现好几块的斑秃。在这些"秃然"时刻,大家往往一筹莫展,想花钱去拯救,能用的方法也非常有限。比如"植发",真是一根头发值千金,一小撮头发植下去,大几万就没了。关键"植发"是把你头上其他尚且浓密部位的头发移植到那些"秃"的地方,移植后能不能成功还不一定,但那些浓密的地方的头发却是再也没有了。所以,很多人还是希望寻找一种安全的生发、护发好方法。市面上出售的各种洗发水都是香香的,以去屑、滋润两种类型最多,主打保护发根,让头发更强韧,减少脱发,但大家一直在使用,效果却未见更好,所以今天明医就教大家自制中草药养护洗发水,让你可以从头开始补益气血,生发乌发。

天然安全的自制中草药洗发水,其原则就是不能伤发根,所以明医推荐的原料主要是中药,除了必不可少的成分,其他的尽量不要添加,哪怕是一点也不行。另外,中药洗发水能没有中药味吗? 不能!

原料/工具

● **原料** 中药(何首乌、侧柏叶、熟地、杜仲、桑葚、墨旱莲、黄精、皂角、菟丝子、牛膝、黑芝麻、补骨脂等各 9 克),生姜精油,植物氨基酸起泡剂,乳化剂,维生素 E 胶囊。

●**工具**　1 000 毫升玻璃烧杯 1 个,玻璃棒,电子秤,精美小贴纸,75％医用酒精,加热炉或酒精灯,煎药锅。

 方法/步骤

1. 浸泡及煎煮　将上述中药放在煎药锅中,简单清洗后加入 550 毫升清水浸泡 24 小时,将中药及药汁共煎 30 分钟,取药汁 450 毫升左右,再加入清水550 毫升煎 20 分钟,取药汁 450 毫升。

> **注意:** 如果是头发比较油,或者是脂溢性脱发的话,可以在中药中增加黄柏 12 克、黄芩 9 克、无患子 6 克、荆芥 9 克,共煎以去油生发。

2. 取材　称量 10 毫升生姜精油,100 毫升植物氨基酸起泡剂,5 粒维生素E 胶囊,10 克乳化剂。这些材料大约可以做 2 瓶 500 毫升的洗发水或 4 瓶 250毫升的洗发水。

> **注意:** 植物氨基酸起泡剂不宜放得过多,如果喜欢泡沫感可最多添加至 120 毫升,不需要泡沫感的也可以减少到 80 毫升。很多其他的起泡剂不一定安全,还是氨基酸起泡剂相对安全。如果购买到的是特别香的生姜精油,可以减少添加量,3～5 毫升即可,乳化剂以 10 克为宜,喜欢浓稠感可适当增加。

3. 制作　将晾凉的两煎各 450 毫升的药汁同时加入烧杯中,再依次加入生姜精油、植物氨基酸起泡剂、乳化剂、维生素 E,均匀搅拌。可搅拌 10 分钟后静置 2 小时,再搅拌 10 分钟静置 2 小时,最后一次再搅拌 10 分钟左右,直至中药汁充分乳化,形成淡棕色的乳液。

> **注意:** 洗发水容量较大,乳化的过程比较长,所以需要不断搅拌,手会非常累,也可能最终会搅拌不均匀。手工搅拌会有这些弊端,所以需要边搅拌边静置,以减少搅拌的工作量,以静置来促进乳化。

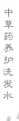

12.
中草药养护洗发水

4. 包装　将洗发水空瓶周围多余的洗发液擦掉，在瓶子周身贴上精美的贴纸。

> **注意：** 洗头发时可先用其他洗发水正常洗头，再用中药洗发水以养护头发。用中药洗发水洗头时，取适量均匀涂抹于头发上，以充满头发为宜，不要有太多泡沫，并使其在头发上停留 10～15 分钟，为防止滴落，可佩戴浴帽。

— 明医建议 —

自制洗发水添加的其他成分较少，相对安全，而且可以根据个人喜好灵活调整其他成分的用量。最好随用随做，夏天温度高的话容易坏，不要一次做太多，以免变质，也可以用小瓶分装，外出带着也方便。

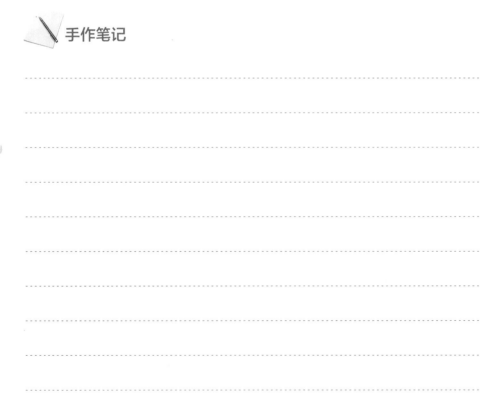 手作笔记